Kurorte- und Heilquellenkunde

Herausgegeben von Univ.-Prof. Dr. **F. Scheminzky**, Innsbruck

Vorstand des Physiologischen Institutes der Universität
Leiter des Forschungsinstitutes Gastein

1

Die natürlichen Heilkräfte von Bad Gastein

Von

Dr. Alois Windischbauer

Bad Gastein

Mit 2 Textabbildungen und
16 Bildtafeln

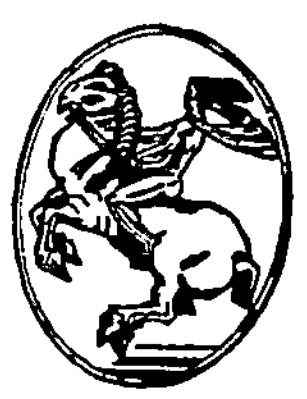

Springer-Verlag Wien GmbH 1948

ISBN 978-3-662-40853-7   ISBN 978-3-662-41337-1 (eBook)
DOI 10.1007/978-3-662-41337-1

Vorwort des Herausgebers.

Von der ersten Anwendung des Sonnenlichtes, der Wärme
oder einer dem Boden entsprungenen Quelle zu Heilzwecken
bis zu dem heutigen Stand der Klima- und Bäderheilkunde
liegt eine mehrtausendjährige Entwicklung; erst tasten-
des Probieren, dann allmählich sich entwickelnde Erfahrung,
weiterhin Versuche einer Zergliederung der wirksamen Heilfaktoren und schließlich das zuerst mit wenig klarer Frage-
stellung, später aber schon zielbewußt eingesetzte Experi-
ment haben im Laufe der Zeit dazu geführt, daß wir heute
Klimate und Heilquellen ähnlich wie Medikamente verord-
nen. Die Grundlagen unseres heutigen Wissens um die Kurorte und Heilquellen haben sehr viele Forschungsrichtungen
geschaffen: Geographie, Mineralogie, Geochemie, Radiologie,
Physik, Meteorologie, Klimatologie, Chemie und Mikrochemie, Biologie, Histologie, Physiologie u. a. waren ebenso
daran beteiligt wie Pathologie, Pharmakologie und die kli-
nischen Fächer der Medizin. Zur Umsetzung der Erkenntnisse in eine praktisch brauchbare Form mußten ferner die
Technik und die verschiedensten Industriezweige herangezogen werden und für die gedeihliche Entwicklung von Kurorten sind auch die Grundsätze der Volkswirtschaftslehre
nicht gleichgültig; denn Kurorte, Bäder und Heilquellen bilden einen wertvollen Besitz des Landes, dem sie angehören,
und sie sind Anziehungspunkte und Zentren des Fremden-
verkehres, dessen Förderung in keinem Staate übersehen werden darf, da er wirtschaftlich von nicht zu unterschätzender
Bedeutung ist. Daraus ergibt sich wieder, daß solche Zentren
des Verkehres auch bestimmten hygienischen Bedingungen
genügen müssen und daß man auch bestrebt sein wird, Ein-
richtungen und Maßnahmen zu treffen, um dem Kurgast die

Durchführung seiner Kur leicht und angenehm zu gestalten und ihn zu einer Wiederkehr zu veranlassen.

Ist deshalb schon die Bäder- und Klimaheilkunde kein reines Fachgebiet der theoretischen und praktischen Medizin allein, so gilt dies noch mehr von der Kurorte- und Heilquellenkunde, die mit fast allen Naturwissenschaften, mit den technischen Disziplinen, den biologischen Forschungszweigen, ja selbst mit geisteswissenschaftlichen Richtungen auf das innigste verknüpft ist und an allen Fortschritten dieser Wissensgebiete Anteil nehmen muß. Die Fortschritte verdanken wir der wissenschaftlichen Forschungsarbeit und diese wieder findet ihren Niederschlag in den Veröffentlichungen in Hunderten und Tausenden von Fachzeitschriften der ganzen Welt. Kein Einzelner, sei er jetzt als praktischer Arzt an der Auswertung der ihm zur Verfügung stehenden natürlichen Heilkräfte oder als Kurarzt nur am lokalen Kurbetrieb interessiert, als Amtsarzt mit den allgemeinen gesundheitlichen Vorschriften befaßt, als Beamter mit der Organisation des Kurbetriebes und der Kurortewerbung betraut oder schließlich als Techniker mit der Verbesserung der Kurmitteleinrichtungen beschäftigt, ist aber heute noch im Stande, das ihm wichtige Gesamtgebiet laufend zu überblicken. So erweist es sich als dringende Notwendigkeit, von Zeit zu Zeit bestimmte Teilfragen herauszugreifen und rück- und umherschauend sich den augenblicklichen Stand unserer Erkenntnisse klar zu machen, Überholtes abzustossen, Neues und Wertvolles dafür in Besitz zu nehmen, also gewissermaßen den alten Wein wieder einmal zu klären und in einen neuen Schlauch zu füllen. Dieser großen Aufgabe soll die Sammlung „Kurorte- und Heilquellenkunde" dienen, die in zwangloser Folge kurzgefaßte monographische Darstellungen aus den verschiedensten Gebieten der Kurorte- und Heilquellenwissenschaft in Theorie und Praxis bringen wird.

Die Reihe eröffnet der vorliegende Band mit einem Bericht über die natürlichen Heilkräfte von Bad Gastein. Herr

Dr. A. W i n d i s c h b a u e r hat sich der dankenswerten, aber überaus mühevollen Aufgabe unterzogen, die Jahrhunderte alte Literatur über eines der bedeutendsten Bäder Österreichs, zugleich einen weltbekannten Kurort, im Lichte neuerer Erkenntnisse darzustellen. Mühevoll war die Aufgabe deshalb, weil vieles schon seit langer Zeit mitgeschleppt wurde, was bei kritischer Analyse doch nicht mehr aufrecht erhalten werden kann; Herr Dr. W i n d i s c h b a u e r ist aber auch mit unermüdlicher Geduld allen Quellen und Hinweisen bis zu ihren Ursprüngen nachgegangen, hat damit manches irrtümliche oder mißverstandene Zitat richtigstellen, zugleich aber auch manche unbekannt gebliebene Arbeit oder Tatsache der Vergessenheit entreißen können. So wird sein Buch ein Spiegelbild von dem geben, was wir heute von der radioaktiven Therme in Bad Gastein wirklich wissen, aber auch jene recht zahlreichen Lücken aufzeigen, an denen die künftige Forschung anzugreifen hat. Es ist jedoch nicht bloß ein restauriertes Bild, das uns der Verfasser über die natürlichen Heilquellen des Gasteiner Kurortes bietet; dadurch, daß er es vom Standpunkt der heutigen medizinischen und naturwissenschaftlichen Blickrichtungen aus sowie auf Grund seiner eigenen reichen Erfahrung als Kurarzt hinzeichnete, sehen wir mit ihm die verbliebenen Kenntnisse zugleich auch in neuartiger Beleuchtung. Doch bleibt das Alte und Historische mit Recht nicht unvergessen: waren ja doch die Ärzte und Forscher früherer Epochen gleichfalls gute Beobachter und zeigt uns doch auch die Geschichte der Wissenschaften, daß nicht selten scheinbar längst abgetane Anschauungen im Lichte neuerer Erkenntnisse mit neuer Gestalt wieder ihrem Grabe entsteigen. Damit gibt der erste Band auch das typische Beispiel dafür, was die Aufgabe der ganzen Reihe sein soll: zu zeigen, wo und wie das jeweils abgehandelte Problem gerade steht und wie es wurde.

Innsbruck, im Jänner 1948.

F. Scheminzky

Vorwort des Verfassers.

Der Brauch, das Wasser heißer Quellen für Heilzwecke zu
benützen, ist uralt. Auch die Geschichte der Gasteiner Heilquellen reicht Jahrhunderte zurück. Das Seltsame ist dabei,
daß mehr als sonst in der Heilkunde auch heute noch fast
ausschließlich die Erfahrung allein die Anwendung dieser
natürlichen Heilmittel bestimmt. Es ist daher zu verstehen,
daß gelegentlich Nichteingeweihte die Wirksamkeit überhaupt anzweifeln. Dieser Ansicht widerspricht aber schon
die Tatsache, daß der Zustrom von Heilungsuchenden während so langer Zeit anhielt, besonders wenn man bedenkt,
wie beschwerlich einstmals die Reise vor allem für Kranke
war. Dafür müssen Gründe vorhanden sein. Werbung gab
es damals noch nicht. Also kann nur die Kunde jener zum
Besuch des Bades angeregt haben, die dort Heilung oder Lin-
derung gefunden hatten.

Schon in alter Zeit reizte es menschlichen Wissensdurst,
das Wesen dieser Heilwirkung zu ergründen. Die Entwicklung der Ansichten darüber läßt sich an Hand der zahlreich
vorhandenen Schriften weit zurück verfolgen. Immer wieder wurden die jeweils neuesten naturwissenschaftlichen Er-,
kenntnisse dazu benützt, die rätselhafte Wirkung der heißen
Quellen zu erklären. Wie schon öfter in der Vergangenheit,
sei im nachfolgenden wieder einmal der Versuch unternommen, die Heilfaktoren von Bad Gastein und deren Wirkung
im Lichte der Wissenschaft unserer Zeit darzustellen.

Bad Gastein, im Jänner 1948.

A. Windischbauer

Inhaltsverzeichnis.

Verzeichnis der Tabellen.

Verzeichnis der Bildtafeln.

(Die Aufnahmen wurden vom Forschungsinstitut Gastein beigestellt und zum größten Teil von Univ.-Prof. Dr. F. Scheminzky angefertigt.)

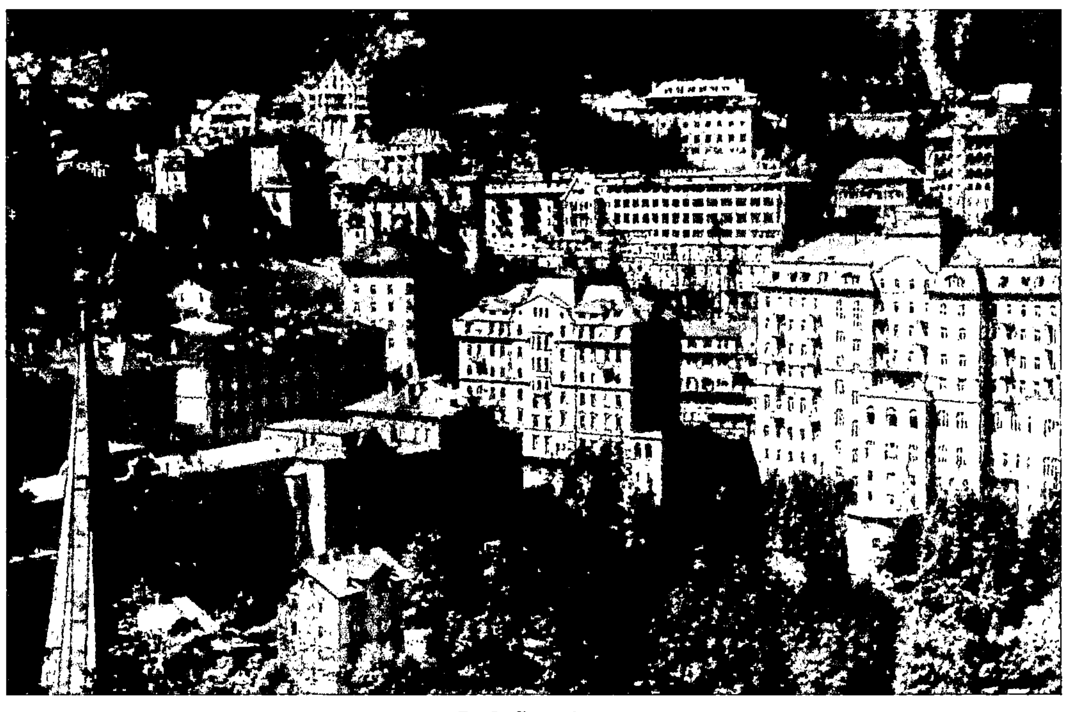

Bad Gastein

baut sich an den Hängen des Tales und dessen Stufe beim Wasserfall auf. Gerade unter dem Standpunkt des Beschauers wird diese Talstufe von der Hauptthermalspalte gekreuzt und dort treten auch die heißen Quellen zutage.

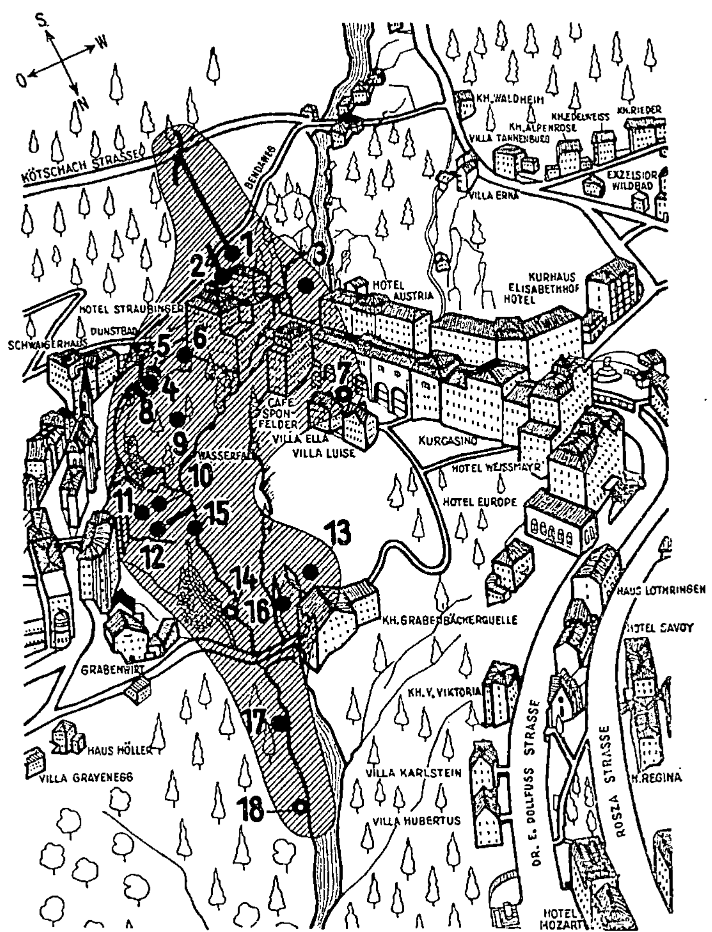

Austrittsgebiet der Gasteiner Therme im Jahre 1863

(eingetragen in die heutige Ortssituation; die Einzelaustritte sind nach der Höhenlage
geordnet und mit den heute üblichen Namen versehen; die Austritte 7, 14 und 18
[leere Kreise] sind nicht mehr vorhanden).

1 Franz-Josef-Quelle (1034 m); *2* Rudolf-Quelle (1019/18 m); *3* Wasserfall-Quelle (1015/11 m);
4 Franzens-Quelle (1006 m); *5* Lainer-Quelle (1006 m); *6* Doktor-Quelle (1002 m);
7 Wandelbahn-Quelle (1001 m); *8* Elisabeth-Quelle (996/95 m); *9* Fledermaus-Stollen
(983 m); *10* Mitteregg-Quelle (976 m); *11* Reißacher-Quelle (975 m); *12* Kanal-Quelle
(972 m); *13* Grabenbäcker-Quelle (968 m); *14* Spritzwand-Quelle (966 m); *15* Sophien-
Quelle (964 m); *16* Mesnil-Quelle (962 m); *17* Grabenwirths-Quelle (954 m); *18* Strochner-
Quelle (941 m).

Der Ursprung der Therme.

Inbegriff der Heilfaktoren von Bad Gastein sind die heißen Quellen. Deren Ursprung liegt im Badberg, einem Vorberg des Graukogels. Letzterer, eine Einzelerhebung in der Tauernkette, besteht wie diese aus Urgestein, im besonderen aus Gneis und Glimmerschiefer. Dort, wo die Ache in Wasserfällen über die große Talstufe des Gasteiner Tales hinabstürzt, finden sich in den Uferhängen — vorwiegend am rechten Ufer — die Quellaustritte. „Aus wie vielen Öffnungen ehemals die Heilquellen des Wildbades aus dem Gerölle des Badberges hervordrangen", schrieb v. M u c h a r im Jahre 1834, „kann weder durch die Sage, noch durch schriftliche Nachrichten nachgewiesen werden. Es ist nicht unwahrscheinlich, daß mehrere der älteren und ältesten Mündungen durch Schnee- und Erdlavinen, bei Wassergüssen und Erdbeben, verschüttet, eingesenkt und auf andere Weisen im Laufe von Jahrhunderten gänzlich vernichtet worden sind."

So wird zu Anfang des 17. Jahrhunderts nur mehr von zwei Thermalquellen berichtet. Heutzutage zählt man 15 Quellen. Ihr Ursprung erfolgt meist in mehreren Quellaustritten, insgesamt über 50 an der Zahl. Die einzelnen Quellen liegen räumlich nicht gar weit auseinander, maximal 200 m, und zwar im Berghang mit einem Höhenunterschied bis zu 70 m. Ihre Ergiebigkeit ist recht unterschiedlich; bei den schwächsten nur wenige Kubikmeter, bei der Elisabeth-Hauptquelle hingegen 1900 m³ in 24 Stunden. Mit Ausnahme der Doktorquelle, die unmittelbar aus dem harten Gneisfelsen hervorbricht, entsprangen ursprünglich alle Thermalquellen im Geröll der Moräne.

Im Jahre 1807 wurde neuerdings eine Quelle durch Unwetter verschüttet. „Durch gütige Fürsorge Franz I.", so kündete nach v. M u c h a r einst eine Marmortafel, ward diese Quelle durch einen Schacht gesichert. Auch von den übrigen Thermalquellen schützte man die Mehrzahl im Laufe der nächsten 20 Jahre in ähnlicher Form.

Wie lange schon die heißen Quellen für Heilzwecke gebraucht werden, ist unbekannt. Funde von römischen Münzen lassen vermuten, daß bereits die Römer die Thermen kannten. Vor kurzem entdeckte v. Z i m b u r g die Gasteinerische Chronika aus dem Jahre 1540. In dieser heißt es: „Nach der Geburt unsers Herrn Jesu Christi anno 680 ist das Wildbad St. Breims*) vier große Ursprung erfunden worden. Daselbst haben sich die Leut hingesetzt und wenig Bäder und Heuser gepaut und das Pad zur Gesundheit der Menschen gebraucht worden.“

Berichte und Quelluntersuchungen aus der Zeit von 1480 bis 1780.

Zu den ältesten erhalten gebliebenen Druckwerken zählt das Büchlein des Meistersingers H a n s F o l t z aus dem Jahre 1480. Darin heißt es:

> "Ein pad in der gastein verstet
> von eim bewerten gold ertzt get
> swefel alaun arsenicum
> ist auch sein mischung do dar vm
> so macht es rot an allem leib
> wer alle tag fünf stund drin bleib
> vnd treibt es über zwentzig tag
> wirt das er nit mer essen mag
> vil sterben dar in vor amacht
> vū swachen. dar vm nem sein acht
> ein ider selbs und halt die ler
> wie ich erzelet hab vor her
> wan wer sich recht drin halten dut
> ist es für das podagra gut
> und pringt den weiben swangerheit

*) Breims = Primus. Die Ortspatrone von Bad Gastein, Primus und Felicianus sollen einst als Einsiedler an der Stelle des heutigen Kurortes gelebt haben.

vñ wer sich nit zu ru bereit
nach disem pad d'merk das dicht
dar auff gemacht das also spricht
wem ye das tranck nit well hin eyn
der eil vñ pad in der gasteyn."

In den Jahren 1525 — 1527 verfaßte P a r a c e l s u s seine verschiedenen Bäderschriften. Darin entwickelt er wichtige Grundsätze: Es sei ein Unterschied, ob Wasser natürlich, „aus der Geburt", oder künstlich, „aus Transmutierung", heiß oder kalt ist. Die Anwendung von warmem habe anders, als die von kaltem Wasser zu erfolgen. Aus der Wirkung auf die Krankheiten erkenne man die Art der Bäder. Die Eigenschaft des Bades und die Diät sollen zusammenstimmen; jedoch: „das ist aber das höchst in den bedern, so sie der Krankheit gewaltig sind, weder abstinenz noch stunt betracht sol werden, wo sie aber solcher sterke manglent, so gibt das diet und ordnung ein steur der besserung aber keiner heilung. dan die heilung muß aus dem bat gen, darumb am meristen acht zu haben ist, den rechten brunnen des bats zu treffen". Die Auswahl des Bades habe entsprechend der Art der Krankheit zu erfolgen. „nicht sechzehenerlei Krankheiten mit ein andern zu vertreiben unterstehen". Die einzelnen Heilwässer seien, je nach ihrer Art und Wirkung, verschieden zu werten. Die Badekuren müßten dem einzelnen Kranken angepaßt werden. Um die Wirkung des Heilwassers vollkommen zu machen, soll eine Kombination mit Medikamenten ("„correctiones") vorgenommen werden. Gleichzeitige Diät verstärkt ebenfalls die Wirkung; desgleichen sind von Einfluß Tageszeit und Badedauer. Entscheidend ist lediglich die Kraft des Wassers; nur diese allein bewirkt Heilung. P a r a c e l s u s hat in mehreren Bädern Quellanalysen durchgeführt, so auch in Bad Gastein. „Der fünfte tractat (von einzelnen bedern)" enthält eine eigene Abhandlung:

„Von dem bat Castein.“

„Das bat in Castein im Salzburger fürstentumb nimpt sein ursprung aus dem kalch der margaziten, antimonii und des selbigen
salniters. lauft aus dem sechsten teil der globel on andere einfallende wasser. sein gang ist durch die matrices der wilden roten
granaten, auch der göldischen kisigen granaten mit vil anhangendem
erz des silbers und des unzeitigen golts. behalt sein tugent und
kraft bis an den tag, auch den grad der hitz am letzen wie am ersten, hat auch ein zugang und sterkung aus dem küpferischen vitriol
und zeucht aus den mineralibus den arsenik und das auripigment
schaumpt auch von im ein schwebel, fix und unfix.

Seine tugent vergleichen sich den tugenden Pfeffers aber mit sörg-
licherem grad, aus ursach sein art ist, das alle die geschwer im leib
sich in disem bad eröfnen und brechen mit gewalt, darumb solchen
kranken leuten, so an geschweren bresthaftig weren, das bat Castein
nicht tauglich ist es hat auch ein kraft an im, das es im dritten jar
gnugsam ist zu heilen die ofnen scheden, mit der correction wie
nachfolget. dergleichen auch im vierten jar ist es gnugsam zu vertreiben die contractur mit sampt seiner correction. solche art nimpts
aus dem wachsen des zufallenden salniters, der in das fünfte jar sein
augmentum gibt. der arsenik im vierten jar, auripigmentum im dritten jar. aus disen dreien hat es die bemelt tugent und kraft. die
art des zerbrechens der geschweren nimpt es aus den margaziten,
welcher gleich ist in der wirkung der selbigen. weiter von seinen
tugenden vergleicht es sich den anderen bederen und warmen was-
seren, sonderlich im grien zu vertreiben mit sampt der zugehörenden
correction.

> Die correction in die offnen scheden ist:
> Rec. aquae aluminis, aluminis iameni, ana lb. 2,
>   consolidae mucilaginis lb. I.
Des bats, so vil gnug ist, halt den process wie oben stet.
> Die correction in die contractur ist also:
> Rec. olei de anthera liliorum unz. 4
>   aquae amuminis libram mediam.
Lass zusamen sieden bis das öl weiss wird und mucilaginosisch
schütts in die wannen, darvon bad nach gelegenheit deiner sterke.
> Die correction zu dem grien.
> Rec. radicum aequilegiae lib. I, seminis tanaceti lib.
>   semis, lass durch einander sieden; darin bat nach gele-
>   genheit der krankheit. anderer tugent halben, so in
>   dem bat Castein sind, sind alle in massen, wie von den
>   vorgemelten bederen geschriben stet.“

In seiner Quellenanalyse aus dem Jahre 1572 zählt
Leonhard Thurneisser zum Thurm ungefähr
die gleichen Bestandteile wie Paracelsus auf, macht jedoch schon mengenmäßige Angaben.

Über 200 Jahre blieben die Ansichten von Pa r a c e l s u s und T h u r n e i s s e r unwiderlegt, trotzdem zahlreiche Gelehrte sich immer wieder mit den Heilquellen befaßten.

Analysen und Ansichten über die Therme in der Zeit von 1780 bis 1900.

Im Jahre 1780 erschien die „Dissertatio inauguralis Chemico-Medica de Thermis Gasteinensibus" [v. B a r i s a n i (1)], fünf Jahre später die „Physikalisch-chemische Untersuchung des Gasteiner Wildbades" [v. B a r i s a n i (2)]. In diesen beiden Schriften verbreitete, so schrieb M i t t e r d o r f e r im Jahre 1820, „der verdienstvolle Hr. Dr. K. K. Rath J o s e p h v o n B a r i s a n i neues Licht über die chemischen Bestandteile des Wildpades". Bei seiner Analyse ergab ein Pfund (560 Gramm) warmes Badwasser vermittels des Abrauchens und der Reagentien:

1. Eine nicht bestimmte Menge Schwefelluft.

	Gran (= 812 mg)
2. Fixe Luft, theils im freyen Zustande, theils mit dem Minerallaugensalze und der Kalkerde verbunden	6.092
3. Kochsalz	1.538
4. Bittersalz	0.808
5. Mineralisches Laugensalz	0.154
6. Kalkerde	0.421
7. Thonerde, vielleicht mit einer kaum bemerkbaren Menge Eisen vermengt	0.154

Einige Jahre später, im Jahre 1792, veröffentlichte N i e d e r h u b e r (1) „als kaum angestandner Badearzt" ebenfalls ein Büchlein. Darin entwickelt er ganz neue Ansichten über die eigentlich wirkenden Grundstoffe, sowie über die Wirkungsart des Wildbades.

Seines Erachtens habe v. B a r i s a n i (3) alles angewendet, was die Entdeckung und Auseinandersetzung der sichtbaren und solideren Bestandteile betrifft, und es habe in diesem Punkte weder an der Ordnung noch an der Genauigkeit der

Experimente gemangelt. Aber gewiß sei es, daß alle nachgewiesenen Bestandteile, ausgenommen vielleicht die Schwefelluft, weder einzeln noch in ihrer Gesamtheit hinreichen, die raschen Wirkungen hervorzubringen. In diesem Zusammenhang meint dann N i e d e r h u b e r (1): „Nothwendiger Weise muß uns das auf den Gedanken verleiten, daß in diesen heilsamen Wassern ein feines unsichtbares Wesen enthalten sey, in welchem der erste wahre Grundstoff der Wirkungen liege. Ob wir nun aber dieses feine, unsichtbare, durchdringliche Wesen einen Mineralgeist, ein primum Ens, ein ätherisches Gas, wilden Geist, wildes Gas, entwickelte fixe Luft, Schwefel-Luft, oder nach der angenommenen Benennung der neuesten Chemiker Luftsäure nennen sollen; von welcher Natur, und Nahmen ein solches Wesen in unserem Bade vorzüglich sey, will und kann ich hier um so weniger bestimmen, als eine solche Bestimmung ohnehin kaum eine überzeugende Befriedigung geben würde." Doch die Existenz eines feinen durchdringlichen Wesens scheine ihm hinlänglich bewiesen; ebenso daß in diesem der Grundstoff der heilsamen Wirkung enthalten sei.

Empfahl schon v. B a r i s a n i (3), allzeit lauwarm zu trinken, damit die flüchtigen Teile, die dem Badewasser viele Kraft geben, nicht verfliegen, äußerte sich N i e d e r h u b e r (1) ähnlich in bezug auf das Baden. So schädlich zu heißes Baden sei, müsse man trotzdem sorgen, daß das Wasser nicht zu sehr abkühle. Denn mit der Wärme verliere es auch das feine flüchtige Wesen, von welchem die beste Wirkung erwartet werden müsse.

Wiederholte Versuche und fernere Erfahrung würden in der Zukunft vielleicht Natur und Beschaffenheit dieses Wesens besser erkennen lassen. Vorerst begnüge er sich, zu behaupten, daß weder die Salz-, Erden- oder Eisenteile, noch die Wärme des Wassers die wirkliche Grundursache für die Heilkraft der Quelle sind. Die Therme sei nur Vehikel einer feinen tätigen Materie, welche unmittelbar in die Organe des Körpers eindringe und so der erste Grundstoff der raschen und außergewöhnlichen Wirkung werde.

Es mußten an die 100 Jahre vergehen, bis dieses von N i e d e r h u b e r (1) als gasförmig, durchdringlich und flüchtig beschriebene Etwas tatsächlich in Gestalt der Radiumemanation entdeckt wurde.

Im Zusammenhang mit seiner Feststellung, daß nicht die bisher nachgewiesenen Bestandteile die eigentliche Wirkung beinhalteten, erwähnt N i e d e r h u b e r (1) auch eine interessante Stellungnahme von S t u c k e: „Wir wissen, und sehen, daß alle die Mittelsalze und gröberen sichtbaren Bestandtheile, welche uns die Analyse in den Mineral-Wassern entdecket, bey weitem nicht jene Wirkungen erzeugen, wenn dieselben mit einem andern Wasser vermischt gebraucht oder gegeben werden.“

Diese Feststellungen S t u c k e s erinnern an jene von B u k a t s c h sowie S c h e m i n z k y, 140 Jahre später, bei Versuchen mit dem von A b r a h a m c z i k berechneten sog. Modellwasser.

Auch über die Art der Heilwasserwirkung hatte N i e d e r - h u b e r neue Vorstellungen, so daß der feine Inhalt des Wassers, welcher den im Bad versenkten Körper überall umgibt, durch die feinsten Sauggefäße geraden Wegs hin zu den Nerven dringt. Eine Vorstellung, nicht ganz unähnlich jener hundert, ja hundertfünfzig Jahre später in bezug auf das vegetative Nervensystem.

Um diese Zeit wurde auch die Salzarmut der Therme als etwas Besonderes festgestellt. Dies beweise, schrieb im Jahre 1798 der Naturforscher v. B u c h, daß die Heilkraft eines Mineralwassers nicht so sehr von der Menge als von der innigen Mischung seiner Bestandteile abhänge.

Auch der wegen seiner Thermalgas-Untersuchungen bekannte spanische Chemiker v. G ü n b e r n a t führte im Jahre 1804 mehrere Untersuchungen des Gasteiner Thermalwassers durch. Aber er vermochte keine Spur eines Gasgehaltes zu entdecken und glaubte daher, daß die Natur dieses Wassers eine „wahre Eigentümlichkeit" sei, welche diese Mineralquelle mit keiner anderen gemein habe.

Eine imponierende Zahl von Forschern, darunter solche mit bekannten Namen, beschäftigte sich im ersten Drittel des 19. Jahrhunderts mit dem Problem dieser heißen Quellen. So analysierte u. a. H ü n e f e l d aus Greifswald das Gasteiner Heilwasser im Jahre 1828 sogar im Laboratorium des damals wohl bedeutendsten Chemikers B e r z e l i u s in Stockholm. Die erhaltenen Werte stimmen bereits weitgehend mit dem Analysenergebnis überein, das, in gemeinsamen Untersuchungen mit v. Z e y n e k, von L u d w i g und P a n z e r im Jahre 1900 erhalten wurde. Diese letzte Analyse ergab:

Tab. 1. Chemische Untersuchung des Gasteiner Thermalwassers von Ludwig, Panzer und v. Zeynek (1900).

1 kg Thermalwasser enthält:	g
Schwefelsaures Kalium	0.0067
Schwefelsaures Natrium	0.1859
Borsaures Natrium	0.0059
Phosphorsaures Natrium	0.0002
Chlornatrium	0.0416
Fluornatrium	0.0012
Fluorlithium	0.0007
Fluorcalcium	0.0030
Kohlensaures Calcium	0.0496
Kohlensaures Magnesium	0.0015
Kohlensaures Eisen	0.0029
Kohlensaures Mangan	0.0004
Kohlensaures Strontium	0.0009
Kieselsäureanhydrid	0.0410
Organische Substanz	0.0008
Caesium, Rubidium, Aluminium, Arsen, Titansäure, Flüchtige Organische Säuren	in Spuren
Summe der festen Bestandteile	0.3415
Halbgebundene Kohlensäure	0.0242
Freie Kohlensäure	0.0023

Das frisch geschöpfte Thermalwasser ist vollkommen klar, farblos, geruchlos und ohne auffallenden Geschmack; es reagiert neutral. Die Temperatur des Thermalwassers betrug im Elisabethstollen 47.4° C. Das spezifische Gewicht bei 17.7° C betrug 1.000367. Die Spuren von Rubidium und Caesium wurden erstmalig bereits im Jahre 1862 von U l l i k mittels Spektralanalyse gefunden. Neu in der Analyse von 1900 ist die Auffindung der Borsäure, die früher niemals nachgewiesen werden konnte; weiters die quantitative Bestimmung des Strontiums, Mangans und Fluors.

Schon einst ließen die Analysenergebnisse den Satz entstehen: „Gastuna tantum una"; aber auch im Jahre 1900 schlossen L u d w i g und P a n z e r ihren Bericht: „Akratothermen*), zu denen die Gasteiner Thermen gezählt werden, gehören zweifellos zu den interessantesten Mineralquellen, deren chemische Zusammensetzung wir kennen. Ihr Wasser, relativ arm an festen Stoffen, ist durch deren große Mannigfaltigkeit ausgezeichnet, ja in dieser Hinsicht ein U n i - k u m. Während die Gesamtmenge der festen Bestandteile nicht mehr beträgt als in einem gewöhnlichen, etwas härteren Quell- und Brunnenwasser, finden sich in quantitativ bestimmbarer Menge Lithium, Strontium, Mangan, Borsäure, Phosphorsäure, Fluor und überdies qualitativ deutlich nachweisbar: Caesium, Rubidium, Arsen, Titansäure. Alle diese Bestandteile kommen bekanntlich in Mineralwässern nur neben großen Quantitäten von Salzen der Alkalien und alkalischen Erden vor." Die Analyse von L u d - w i g und P a n z e r im Jahre 1900 gewann dadurch besondere Bedeutung, daß sie bis zum Jahre 1940 durch keine neue mehr ersetzt wurde.

---

*) Als Akratothermen bezeichnet man warme Quellen, die durch Mineralarmut ausgezeichnet sind.

Die Erschließung einer neuen Thermalquelle.

Da sich um die Mitte des 19. Jahrhunderts die Zahl der Badegäste im Laufe von zehn Jahren verdoppelt hatte, trachtete man, Heilwasser neu aufzuschließen. Dabei sollte eine solche Quelle möglichst hoch gelegen sein, um das natürliche Gefälle ausnützen zu können. Lediglich auf Grund von theoretischen Überlegungen gelang es R e i s s a c h e r, lauwarme Tagwasser, die in geeigneter Höhe hervortraten, bis zum heißen Ursprung zu verfolgen und als Quelle, benannt nach dem damals regierenden Kaiser Franz Josef, im gewachsenen Fels aufzufangen. R e i s s a c h e r, der nahezu 20 Jahre hindurch als Bergverwalter beim Gasteiner Goldbergbau tätig war, wurde ob des erfolgreichen Abschlusses dieser in den Jahren 1854 bis 1860 durchgeführten Arbeiten dadurch besonders geehrt, daß man eine Thermalquelle auf seinen Namen umtaufte.

Der Stollenbau war, wie R e i s s a c h e r berichtet, mit ernsten Gefahren verbunden. Dies nicht allein wegen der Arbeit im lockeren Geröll, mehr noch wegen der Wassereinbrüche. Wiederholt war es nur den wohlgeplanten Vorkehrungen zu danken, daß Knappen aus Sand und Wasser vor Ersticken und Ersäufen errettet werden konnten. Dadurch ging die Arbeit nur langsam voran. Bei einer Lufttemperatur von 48° C war es der Mannschaft nicht möglich, länger als höchstens 15 Minuten im dampferfüllten Stollen auszuhalten. Wiederholt versuchte man länger dauernde oder größere Leistung, was sich jedoch rächte. Die Arbeiter wurden dann ohnmächtig oder klagten über Leibschmerzen. Auch ihre gewohnte Nahrung, bestehend aus Schmalz und Mehlspeisen, vertrugen sie nicht mehr und kamen von Kraft. Ein anderes Übel war das Auftreten von Hautgeschwüren. Trotzdem sechs Mann eingesetzt waren, brauchten sie infolge dieser Schwierigkeiten für bloß 3 Klafter ($=5^{1}/_{2}$ m) Stollenvortrieb im festen Fels ganze acht Monate. Weiter bergwärts war die Sohle auffallend trocken und heiß. Dieser

Stollenabschnitt wurde denn auch von den Arbeitern zum Trocknen ihrer vom Thermaldunst durchnäßten Wäsche benützt. Bei noch tieferem Vordringen stieß man auf schwarzbraunes, schlammartiges Material, das die Hohlräume füllte. In trockenem Zustand war es kastanienbraun und zerdrückbar. Chemisch ergab sich, daß es hauptsächlich aus Manganoxyd bestand. Proben davon wurden von K. K. Hofrat W i l h e l m H a i d i n g e r unter dem Namen „Reissacherit" der 32. Naturforscherversammlung in Wien im Jahre 1856 vorgelegt.

Der Badeschlamm.

Der Reissacherit ist ein mineralischer, also anorganischer Quellabsatz der Gasteiner Thermalquellen; im Gegensatz dazu ist der sog. Badeschlamm organischer und zwar pflanzlicher Natur. In der älteren Literatur spielt dieser Badeschlamm eine große Rolle, und zwar unter verschiedenen Bezeichnungen wie Badevegetation, Badmoos oder Badeschwamm. Schon v. B a r i s a n i (2) fand eine gewisse Gattung Moos als merkwürdig, das sich an allen Orten, über welche das Badewasser floß, ansetzte und nach und nach zu einem vielpfündigen Klumpen anwuchs. Während v. B a r i s a n i (2) es für wahrscheinlich hielt, daß es sich um die Marchantia polymorpha Linnaei handelte, gebrauchten spätere Autoren, so auch v. M u c h a r, dafür andere lateinische Namen wie Ulva thermalis oder Conferva thermalis. Nach P r o e l l handelte es sich um Algen und zwar von viererlei Art: eine gelbe Sorte namens Sphaerotilus thermalis, dann die saft- oder smaragdgrüne Conserva hieroglyphica, weiters die dunkelgrüne Oscillaria limosa und schließlich die Oscillaria animalis Roth im Fürsten- (dem heutigen Rudolf-) Stollen. Nach S n e t i w y hat W e r n e c k in den Jahren 1832 und 1833 in diesem Gebilde außerdem folgende Infusorien nachgewiesen: Monastermo, Monas atomus, Monas guttulae, Cyclidum Glaucoma und Paramaecium Chrisalis-Miller. Heutzutage ist diese Quellvegetation praktisch verschwunden; denn die Quellursprünge wurden in Stollen verlegt, wodurch das zum Wachstum, mindestens der grünen Algensorten, notwendige, Tageslicht fehlt. Die Besiedlung der Quellursprünge steht ganz allgemein mit den Eigenschaften des Wassers in engem Zusammenhang; man kann deshalb aus der sich natürlich einstellenden Pflanzen- und Tier-Lebensgemeinschaft gewisse Schlüsse auf den Quellcharakter ziehen, weshalb man auch von einer „Biologie der Heilquellen" spricht.

Das Gasteiner Badmoos wurde früher zur örtlichen Behandlung in der Zeit zwischen den einzelnen Bädern verwendet. Nach v. B a r i s a n i (2) gebrauchte man es besonders zur Reinigung und zum Austrocknen von Geschwüren und nässenden Stellen. Auch Gelenke behandelte man damit. Die besten Dienste leistete es „bey Callositäten der verrenkten Gelenke, bei steifen, kontrakten, gelähmten und gedunsenen Gliedern und bei harten Geschwülsten."

Auch andere Autoren lobten die therapeutische Kraft des Badschlammes; nach v. M u c h a r wurden die Wirkungen als auffallend geschildert. Der Wirkungsgrad des Mooses sei jedoch bei den einzelnen Quellen verschieden. Heutzutage ist, wie das Moos, auch die damit verbunden gewesene Therapie vergessen.

Physikalische Untersuchungen und Eigenschaften des Thermalwassers.

Ebenso weit zurück wie die Bemühungen um die chemischen, reichen auch diejenigen um die physikalischen Eigenschaften der Therme. In alter Zeit waren es lediglich Feststellungen einfacher Art, wie Angaben über Farbe, Geruch, Geschmack, Temperatur und Gewicht des Wassers. Auch v. B a r i s a n i (2) vermochte darüber nichts wesentlich Neues zu berichten; lediglich seine Mitteilung über die Untersuchungen des Mathematikers B e c k verdient gesondert erwähnt zu werden. Dieser prüfte die Luftgüte mittels des sog. Eudio-

meters, eines Apparates, in welchem eine Luftprobe mit
frischgemachter Salpeterluft verglichen wurde, deren Bereitung heutzutage nicht mehr bekannt ist.* Die Güte der
um das Bad befindlichen Luft betrug nach v. I n g e n h o u s
105 bis 110 Grade, während die mittlere Güte der um Salzburg befindlichen Luft sich nur auf 94 Grade belief. Diese
gute Beschaffenheit der um das Bad schwebenden atmosphä-
rischen Luft würde somit einen guten Teil zur Gesundheits-
förderung beitragen.

Erst die Entdeckung der Elektrizität brachte es mit sich,
daß die Forschung sich vor allem physikalischer Unter-
suchungsmethoden bediente. So prüfte man seit Anfang des
19. Jahrhunderts gerade die stoff- und gasarmen Warm-
quellen in dieser Hinsicht. Seit P a r a c e l s u s glaubte man,
daß die natürliche Wärme etwas anderes sei als die künstliche,
eine Ansicht, die man später wiederum als mystisch ablehnte.
Dann stellte man weitere Unterschiede gegenüber gewöhnlichem Wasser fest; so höhere elektrische Leitfähigkeit, stärkere Lichtbrechung, größere Wärmekapazität u. a., und ver-
meinte, damit Besonderheiten der Therme aufgedeckt zu haben. Spätere Nachprüfungen bei anderen Mineral-, aber
auch bei gewöhnlichen Trinkwässern ergaben jedoch, daß
diese Eigenschaften weit verbreitet sind und lediglich mit
dem jeweiligen Ionengehalt zusammenhängen.

Die Radioaktivität.

Die quellanalytische Untersuchung durch L u d w i g, P a n -
z e r und v. Z e y n e k im Jahre 1900 erstreckte sich auch

---

*) Während des Druckes wurde vom Landesarchivar Hofrat Dr.
Martin, Salzburg, ein Buch von D o m i n i k u s Beck: „Kurzer Entwurf der Lehre von der Elektricität", Salzburg im Verlage der Hochfürstl. akad. Waisenhausbuchhandlung 1787, aufgefunden. In diesem
Buch findet sich eine längere Abhandlung von J o h a n n I n g e n-H o u s z:
„Beobachtungen über die Verfertigung und den Gebrauch des Eudio-
meters des Herrn F o n t a n a, und über einige Eigenschaften der
salpeterartigen Luft".

auf Quellgase. Frei aufsteigende Quellgase ließen sich nur in der Grabenbäckerquelle aufsammeln. Auch in dieser Quelle steigen nur sehr spärlich Gasblasen auf, und es bedurfte vieler Stunden Arbeit, um etwa 20 cm^3 Gas für die Untersuchung zu erlangen. Die Analyse dieses Gases ergab folgende Zusammensetzung:

Kohlensäureanhydrid	2.86 %
Sauerstoff	2.36 %
Stickstoff	94.78 %

Diese Analyse des Gases der Grabenbäckerquelle ist deshalb von besonderem Interesse, weil nur vier Jahre später, im Jahre 1904, sich C u r i e ebendasselbe Gas zur Untersuchung auf radioaktive Bestandteile nach Paris senden ließ.

Ende 1895 hatte W. C. R o e n t g e n seine Entdeckung der X-Strahlen (später Röntgenstrahlen genannt) bekanntgegeben. Im Jahre 1896 machte B e c q u e r e l die Beobachtung, daß vom Uran und seinen Salzen Strahlen ausgehen, deren Eigenschaften den von R o e n t g e n entdeckten X-Strahlen gleichen. Im Jahre 1898 fanden H. W. S c h m i d t und Mme. C u r i e gleichzeitig, daß ähnliche Strahlen von Thor und seinen Verbindungen ausgehen. Noch im selben Jahre konnte dann das E h e p a a r C u r i e aus der Pechblende zwei außerordentlich stark strahlende Substanzen isolieren, die sie Polonium und Radium benannten. Diese Entdeckung hat nicht nur für die Entwicklung der Naturwissenschaften, sondern auch für die Biologie und Therapie eine ungeahnte Bedeutung erlangt. Im Jahre 1900 fand R u t h e r f o r d, daß Thoriumverbindungen eine gasförmige Emanation abgeben, die Thoriumemanation; und noch im selben Jahr zeigte D o r n, daß radiumhältige Bariumsalze ebenfalls ein radioaktives Gas emanieren, die Radiumemanation, auch Radon genannt.

1903 wiesen B u m s t e d t und W h e a l e r in Bergwerken und A l l e n in Bath zum ersten Mal Radon als Bestandteil eines Quellwassers nach.

Im Jahre 1904 haben P. C u r i e und A. L a b o r d e den Emanationsgehalt von Gasen im Wasser von Thermalquellen untersucht und sich dazu auch Proben vom Quellgas der Gasteiner Grabenbäckerquelle kommen lassen. Das G a s t e i n e r Q u e l l g a s ergab den weitaus g r ö ß t e n Gehalt an Emanation unter allen damals untersuchten Gasen, wie sich aus dem, aus historischen Gründen, wörtlich angeführten Auszug aus der Veröffentlichung ergibt:

„Nous avons fait figurer dans le Tableau ci-joint le nombre de minutes (n) pendant lequel il faudrait laisser séjourner 1 mg de bromure de radium pur dans 1 l d'air pour obtenir le même courant dans notre appareil qu'avec les gaz étudiés.

	$i \times 10^3$	n
Badgastein (Autriche). Source Grabenbäcker	360	19,7
Plombières { Source Vauquelin	47	2,5
„ n° 3	29	1,53
(Vosges) { „ n° 5	28	1,48
Trou des Capucines	21	1,16
Bains-les-Bains (Vosges)	16	0,89
Luxeuil { Bain des Dames	5,7	0,29
(H^{te} Saône) { Grand Bain	2,3	0,12
Vichy (Allier). Source Chomel	4,6	0,25
Néris (Allier)	4,2	0,23
Bagnoles-de-l'Orne	3,3	0,17
Salins-Moutiers (Savoie)	3,0	0,16
Cauterets (Basses-Pyrénées) Eaux-Bonnes („ „) Lamalou (Hérault)	de 0,6 à 3	de 0,034 à 0,16
Mont-Dore (Puy-de-Dôme)	de 0,6 à 3	de 0,034 à 0,16
Royat („ „ „) Châtel-Guyon(„ „ „) Alet (Aude)	0	0

Si nous avions étudié les gaz immédiatement au sortir de la source, il est à peu près certain qu'ils auraient été 2 fois plus radioactifs."

Im selben Jahr führte auch M a c h e (1) Radioaktivitätsmessungen an der Gasteiner Therme durch und zwar nicht bloß in Bezug auf die Quellgase, sondern auch in Bezug auf die im Wasser selbst absorbierte Emanation und auf das in den Quellstollen vorhandene aktive Material. Er fand:

1. Im Gasteiner Thermalwasser und Quellgas ist in außerordentlich reichem Maße radioaktive Emanation vorhanden.

2. Der Gehalt an Emanation im Thermalwasser ist von Quelle zu Quelle verschieden.

3. Die an den Quellstollen von Gastein entnommenen Materialien beobachtete Radioaktivität läßt sich auf das Vorhandensein eines einzigen Quellproduktes zurückführen, als das der Reissacherit erkannt wurde. Die Aktivität dieses Gastein eigentümlichen Schlamm-

Minerals übertrifft zuweilen die des metallischen Urans. (Das schwarz-grüne, als „Badeschlamm" bezeichnete Produkt erwies sich als inaktiv.)

4. Nach allem ist anzunehmen, daß in den Tiefen, aus welchen die Gasteiner Thermen aufsteigen, große Mengen radioaktiven Gesteins lagern.

Die Radiumemanation, jetzt meist Radon genannt, ist eines der beiläufig 40 radioaktiven Elemente. Zu deren Wesen gehört es, sich unter Abstoßen von kleinsten Teilchen ihres Atomgefüges in Elemente mit niedrigerem Atomgewicht umzuwandeln, bis schließlich ein nicht mehr aktives Element übrig bleibt. Dieses Ausschleudern von Kleinstteilchen geht stoßweise mit großer Wucht und Geschwindigkeit vor sich und führt zu sog. korpuskulären Strahlungen. Entsprechend der elektrischen Ladung unterscheidet man nach R u t h e r - f o r d die elektropositive α-Strahlung, eigentlich bewegte Heliumkerne, und die elektronegative β-Strahlung, eigentlich bewegte Elektronen. Außer diesen beiden korpuskulären Strahlenarten geht von solchen zerfallenden Elementen überdies eine elektromagnetische Wellenstrahlung aus, die sog. γ-Strahlung, deren Wellenlänge noch kürzer als jene der Röntgenstrahlen ist. Der Zerfall der radioaktiven Elemente erfolgt innerhalb einer für das einzelne Element charakteristischen Zeitspanne. Als Maßstab für den radioaktiven Zerfall gilt die sog. Halbwertszeit, d. h. die Zeit, die verstreichen muß, damit gerade die Hälfte der ursprünglich vorhandenen Atome zerfallen ist. Die Halbwertszeit ist bei den verschiedenen radioaktiven Substanzen außerordentlich verschieden. Bei manchen hat sie einen Wert von vielen tausend, ja Millionen Jahren, während sie bei kurzlebigen radioaktiven Körpern bloß Bruchteile von Sekunden beträgt.

Man unterscheidet 3 Reihen radioaktiver Elemente. Je nach dem langlebigen Mutterelement, von dem sie ausgehen, wird die Uran-Radium-, die Thorium- und die Aktinium-reihe unterschieden.

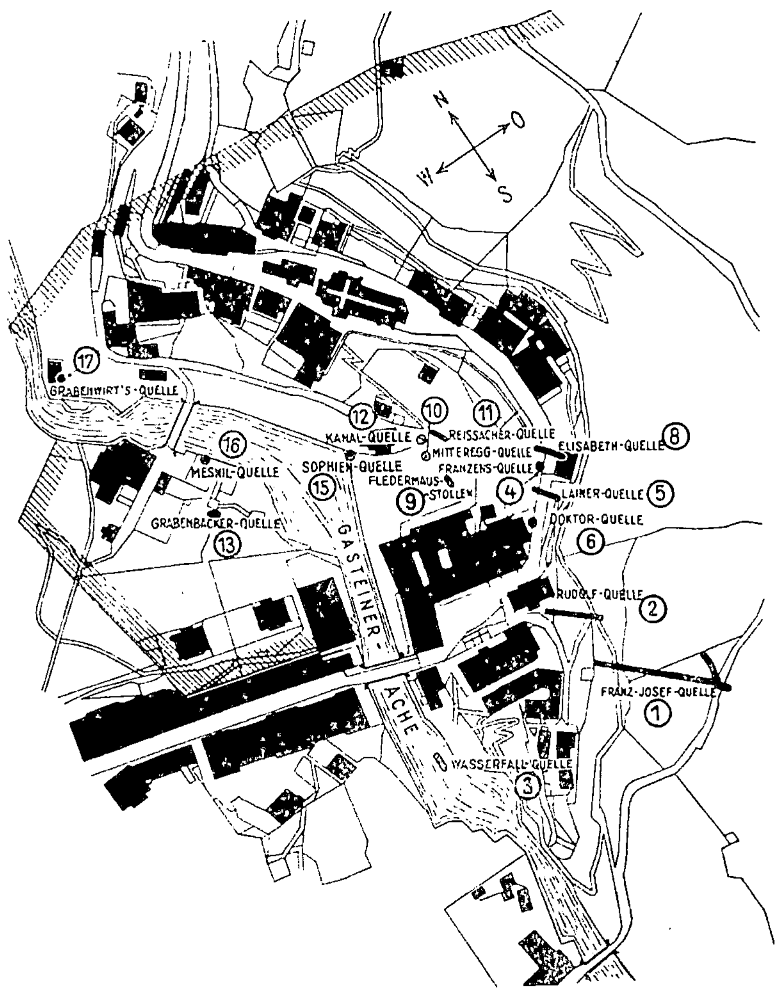

Die heute vorhandenen Thermalaustritte in Badgastein

(eingetragen in die Katastralkarte der Gemeinde Badgastein; die Einzelaustritte sind nach der Höhenlage geordnet und mit den heute üblichen Namen versehen).

1 Franz-Josef-Quelle (1034 m); *2* Rudolf-Quelle (links 1019 m, rechts 1018 m); *3* Wasserfall-Quelle (obere 1015 m, untere 1011 m); *4* Franzens-Quelle (1006 m); *5* Lainer-Quelle (1006 m); *6* Doktor-Quelle (1002 m); *8* Elisabeth-Quelle (Hauptquelle 996 m, Südaustritt 995 m); *9* Fledermaus-Stollen (983 m); *10* Mitteregg-Quelle (976 m); *11* Reißacher-Quelle (975 m); *12* Kanal-Quelle (972 m); *13* Grabenbäcker-Quelle (968 m); *15* Sophien-Quelle (964 m); *16* Mesnil-Quelle (962 m); *17* Grabenwirths-Quelle (954 m).

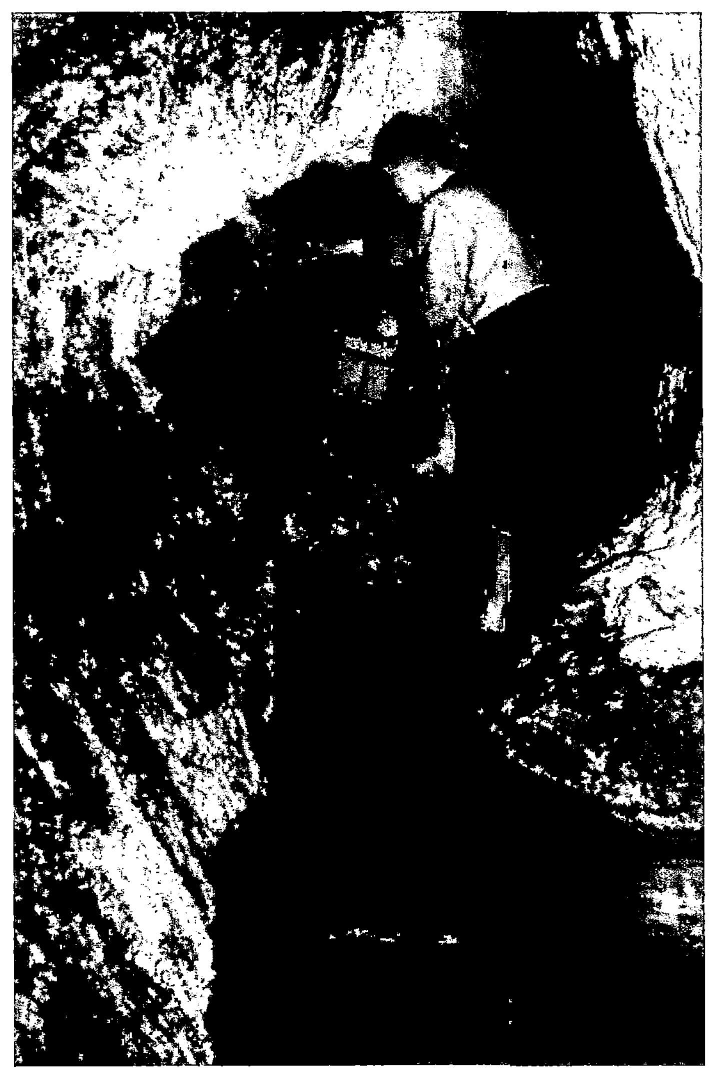

Die Fledermaus-Quelle

stellt den an Emanation reichsten Austritt der Gasteiner Therme dar und ist heute noch in weitgehend ursprünglichem Zustand erhalten. Das einem Längsspalt der linken Felswand entströmende Thermalwasser sammelt sich in einem Becken am Boden der Höhle. Ein reicher Algenbewuchs der vom Thermalwasser überrieselten Felsen links hebt die Austrittslinie deutlich hervor.

In den radioaktiven Quellen finden sich Vertreter aller drei Reihen. Die meisten radioaktiven Elemente sind feste Stoffe und haben den Charakter von Schwermetallen. Nur die sog. Emanationen (Radon, Thoron, Aktinon) sind Gase und zwar Edelgase, so genannt, weil sie keine chemischen Verbindungen eingehen. Beim Zerfall dieser Gase entstehen wieder Elemente von fester Form, die sich an irgendwelchen Flächen niederschlagen. Trotz der Unbeständigkeit ist dieser sog. „aktive Niederschlag" therapeutisch sehr wirksam. Da es sich meist um unwägbare Mengen handelt, ist dieser oft nur durch seine starke Strahlung nachweisbar. Die aus den gasförmigen Emanationen entstehenden radioaktiven Elemente, die man unter dem Begriff „Restaktivität" zusammenfaßt, sind durch ihre Kurzlebigkeit gekennzeichnet. Deshalb sind im Niederschlag immer auch die nächsten Umwandlungsprodukte, also immer mehrere radioaktive Elemente gleichzeitig vorhanden; man spricht darum auch von einer „radioaktiven Familie". Lediglich in der Radiumreihe bilden sich noch langlebige Zerfallsprodukte.

Auch alle radium- oder radonhältigen Wässer enthalten diese Folgeprodukte der Emanationen. Die einzelnen Wässer sind jedoch verschieden, da, entsprechend den jeweiligen geologischen Verhältnissen, das eine Mineralwasser mehr feste, das andere mehr gasförmige radioaktive Elemente gelöst hat. Eigentliche Radiumquellen, welche Radium in fester Form, also die Vorstufe und das Mutterelement der Radiumemanation, enthalten, sind nur wenige bekannt, darunter einzelne der Gasteiner Heilquellen; dagegen gibt es zahlreiche Radonquellen. Letztere enthalten hauptsächlich nur gasförmige Radiumemanation und daraus entstehende sog. Restaktivität. Die Radonquellen sollten nicht, wie es oftmals geschieht, ebenfalls als Radiumquellen bezeichnet werden, unterscheiden sich die beiden doch erheblich, sowohl dem Wesen als auch der Wirkung nach. So behalten die Radiumwässer ihre Aktivität praktisch unbegrenzt; die Radonwässer verlieren sie hingegen sehr bald. Die Strahlung der Radiumwässer ist schwach aber nachhaltig, die der Radonwässer jedoch intensiv aber kurzdauernd.

Die Radium-Emanation ist im Wasser, wie überhaupt in Flüssigkeiten löslich; noch besser in Luft und am besten in Fetten. Das Lösungsvermögen ist, wie bei allen Gasen, abhängig von der Temperatur; bei kühler größer als bei warmer. Durch Erhitzen läßt sich die Emanation aus Lösungsmitteln zum größten Teil austreiben.

Der Begriff „Heilwasser".

Mit der Entdeckung des Radons in Mineralwässern, deren Heilkraft bis dahin unerklärlich schien, glaubte man, endlich den oft gesuchten „Brunnengeist" gefunden zu haben.

So meinte man auch viele Jahre hindurch, in der Radioaktivität der Gasteiner Therme deren kennzeichnende Eigenschaft sehen zu müssen. Da sich später herausstellte, daß eine sehr geringe Radioaktivität gar vielen Wässern, auch gewöhnlichen Trinkwässern, eigen ist, also lediglich die Stärke der Radioaktivität die eigentlichen Heilwässer charakterisiert, und da dieser bloß mengenmäßige Unterschied sich gleichfalls bei manch' anderen für Heilwässer eigentümlichen Stoffen ergab, erschien es notwendig, die Heilquellen neu einzuteilen und zu klassifizieren. Als Grundlagen dienten die Ergebnisse der chemischen Analysen. Dabei lassen sich nach Z ö r k e n d ö r f e r zwei große Gruppen von Stoffen unterscheiden: 1. solche, die in g r ö ß e r e n M e n g e n auftreten und 2. in kleinen Mengen s e l t e n e r e S t o f f e, unter welchen sich aber verschiedene biologisch wichtige finden. Neben diesen, durch ihren Chemismus ausgezeichneten Wässern gibt es noch eine Reihe anderer, welche einen solchen Unterschied vermissen lassen, deren deutliche Heilwirkungen aber nicht angezweifelt werden können.

Meist handelt es sich bei den letzteren um n a t u r w a r m e
W ä s s e r. Deshalb rechnen wir auch 3. d i e   T h e r m e n
zu den Heilwässern. Die Definition der Mineral- oder Heilwässer kann deshalb nicht von einem einzigen Gesichtspunkt
ausgehen, sondern muß zumindest diese drei verschiedenen
Möglichkeiten vorsehen. Unter deren Berücksichtigung
legte man den Begriff Heilwasser folgend fest:

Die Heilwässer unterscheiden sich von gewöhnlichen
Wässern:

1. durch ihren Gehalt an festen gelösten Stoffen von mehr
als 1 g in 1 kg; oder

2. durch ihren Gehalt an gelöstem Kohlendioxyd oder an
gewissen seltener vorkommenden Stoffen über einen festgelegten Grenzwert hinaus; oder

3. dadurch, daß deren Temperatur dauernd höher als 20^0 C
ist.

Tab. 2. G r e n z w e r t e f ü r d e n M i n d e s t g e h a l t a n g e l ö s t e n, f e s t e n
oder gasförmigen Stoffen in Mineral- und Heilwässern.
(Aus V o g t, Lehrbuch der Bäder- und Klimaheilkunde.)

Name des Bestandteiles	mg im kg
Lithium-Ion (Li·)	1
Strontium-Ion (Sr··)	10
Baryum-Ion (Ba··)	5
Ferro- oder Ferri-Ion (Fe·· bezw. Fe···)	10
Brom-Ion (Br’)	5
Jod-Ion (J’)	1
Fluor-Ion (F’)	2
Hydroarsenat-Ion (HAsO₄’’)	1,3
Meta-arsenige Säure (HAsO₂)	1
Gesamtschwefel (S) entsprechend Hydrosulfid-Ion + Thiosulfat-Ion + Schwefelwasserstoff	1
Metaborsäure (HBO₂)	5
Freies Kohlendioxyd (CO₂)	250
Feste Radiumsalze	10^{-7}
Radium-Emanation (Radon)	29 nC

Für die Anerkennung eines Wassers als Heilwasser genügt es, wenn bloß ein einziger dieser Grenzwerte überschritten wird.

Voraussetzung für die Beurteilung einer Heilquelle ist demnach deren Analyse. Dabei wird geprüft, w e l c h e Ionen und in welcher M e n g e diese vorhanden sind. Salze werden nämlich in Lösung zum Teil dissoziert, d. h. aufge‑ spalten, und zwar brechen sie in ihre Ionen, d. h. in ihren Säuren- und in ihren Basenanteil auseinander. Früher ver‑ suchte man, aus den bei der Analyse gefundenen Ionen Salze zusammenzustellen und zu berechnen. Heute begnügt man sich, das Analysenergebnis so wiederzugeben, wie es erhal‑ ten wurde, also in Form von Ionen; denn man fand, daß in schwach mineralisierten Wässern der größte Teil der zur Auflösung gekommenen Salze dissoziert, also in Ionenform vorhanden ist, und daß ferner ein vollkommen gleiches Ionengemisch durch Auflösung ganz verschiedener Salz- kombinationen entstanden sein kann. Deshalb sind heut- zutage anstatt den früher üblichen S a l z t a b e l l e n die sog. I o n e n t a b e l l e n in Gebrauch.

Die jüngsten Analysen der Gasteiner Heilquellen.

Die bei der Heilwasseranalyse im Jahre 1900 gefundenen Werte wurden noch in Form einer Salztabelle aufgeführt. Bei der jüngsten Analyse im Jahre 1940 geschah dies be‑ reits in Gestalt einer Ionentabelle. Die Untersuchungen wurden von dem im Jahre 1936 geschaffenen Gasteiner For- schungsinstitut durchgeführt. Sie erstreckten sich nicht bloß auf die in nachfolgender Tabelle aufgeführten Ionen, son- dern darüber hinaus wurde auch auf Ammonium, Brom und Jod, ferner auf Nitrat und freien Schwefelwasserstoff ge‑ prüft, jedoch mit negativem Ergebnis.

Im Vergleich zur Analyse im Jahre 1900 fällt auf, daß im Jahre 1940 der Arsennachweis auch mengenmäßig gelang.

Tab. 3. Zusammensetzung der Elisabeth-Hauptquelle.
(Nach den Untersuchungen des Forschungsinstitutes Gastein, 1940.)

		g/kg Wasser
Kationen:		
Kalium	(K$\cdot$)	0.0034
Natrium	(Na$\cdot$)	0.0776
Lithium	(Li$\cdot$)	0.00022
Calcium	(Ca$\cdot\cdot$)	0.0215
Strontium	(Sr$\cdot\cdot$)	0.00047
Barium	(Ba$\cdot\cdot$)	0.000014
Magnesium	(Mg$\cdot\cdot$)	0.00039
Ferro	(Fe$\cdot\cdot$)	0.00042
Mangano	(Mn$\cdot\cdot$)	0.0001
Aluminium	(Al$\cdot\cdot\cdot$)	0.0002
Rubidium	(Rb$\cdot$)	$< 10^{-7}$
Caesium	(Cs$\cdot$)	$< 10^{-7}$
Titan	(Ti$\cdot$)	$< 10^{-7}$
Anionen:		
Chlor	(Cl')	0.0257
Fluor	(F')	0.00279
Nitrit	(NO$_2$')	0.0001
Sulfat	(SO$_4$'')	0.1301
Hydrophosphat	(HPO$_4$'')	0.000195
Hydroarsenat	(HAsO$_4$'')	0.00000143
Hydrocarbonat	(HCO$_3$')	0.0636
Thiosulfat	(S$_2$O$_3$'')	0.00055
Borsäure (Meta-)	(HBO$_2$)	0.00497
Kieselsäure (Meta)	(H$_2$SiO$_3$)	0.0754
Summe der festen Bestandteile		0.40772043
Freies Kohlendioxyd (CO$_2$)		0.0054
Radium-Emanation (Radon)		66,2 nC

Bei den Kationen überwiegt das Natrium, bei den Anionen das Sulfation, weshalb man die Gasteiner Therme zu den Glaubersalz-Thermen rechnet.

Tab. 4. Radiumgehalt (nach Mache), Radongehalt (nach Ruschitzka u. Wallner), Temperatur und Ergiebigkeit der einzelnen Austritte der Gasteiner Therme.

Quelle	Radium 10^{-12}g Ra/l	Radon nC/l	Temp. ^{0}C	Ergiebigkeit m^3/24h
Rechtes Achenufer:				
Franz Josefstollen				
hintere Quelle	25.6	28	37.2	220
vordere „	12.9	22.4	44.8	
vorderste „	4.3			
Rudolfstollen				
linke Quelle	154.0	24.8	47.2	428
rechte „	10.7	16.0	47.0	
Lainerquelle				
linke Quelle	21.0	34.6	47.4	156
rechte Quelle	5.7	33.8	47.3	
Franzensquelle				
linke Quelle		0.2	41.7	14
rechte „		0.2		
Doktorquelle				
Hauptquelle	8.6	48.0	44.5	95
Nebenquelle		17.5		
Elisabethstollen				
Hauptquelle	6.3	68.0	46.3	1880
Nordquelle	142.0	6.4	40.7	12
Südquelle	5.0	74.3	45.7	610
Reissacherstollen				
hintere Quelle		68.8	41.2	
linke „	0.8	94.4	40.0	
rechte „		97.3	39.2	
Sammelbecken	1.7	52.1	41.1	474
Sophienquelle		93.3	38.0	108
Wasserfallquelle (gemessen am Ende der Rohrleitung)	0.2	42.6	36.4	352
Fledermausquelle				
hintere Quelle		142.0		11
mittlere „		141.7	37.1	
vordere „		109.7		
Linkes Achenufer:				
Grabenbäckerquelle	1.2	71.0	36.8	114
Mesnilquelle		71.4	35.7	88
			Gesamt	4562

Auf Thorium wurde im Jahre 1940 nicht untersucht. Dessen Nachweis führten M a c h e u. B a m b e r g e r bereits im Jahre 1914 durch. In ihrem damaligen Bericht an die Akademie der Wissenschaften in Wien gaben sie den Thoriumgehalt im Wasser des Elisabethstollens mit $4 . 10^{-7}$ g/l und in dem der Rudolfsquelle mit $29 . 10^{-4}$ g/l an.

M a c h e (2) berechnete auch die Radonwerte der Wässer der einzelnen Thermalquellen, erstmalig im Jahre 1904 und nochmals im Jahre 1920. Bereits 1904 wies M a c h e (1) auch einen geringen Gehalt von Radium selbst nach; ein Befund, den im gleichen Jahr auch D o r n, im Jahre 1910 H e s i u s und im Jahre 1912 K o l h ö r s t e r bei Untersuchung von Wasser der damaligen Chirurgen- bezw. linken Lainerquelle bestätigten. Gleichzeitig mit der Wiederholung der Messungen des Radongehaltes nahm M a c h e (2) im Jahre 1920 auch die Berechnung des Radiumgehaltes der einzelnen Heilquellen vor. Radonmessungen an über 50 Quellaustritten führten R u s c h i t z k a u. W a l l n e r neuerlich in den Jahren 1936 bis 1938 durch; die nebenstehende Tabelle 4 bringt die Ergebnisse nebst den Radiumwerten von M a c h e (2) und den Zahlen für Temperatur und Ergiebigkeit der einzelnen Quellaustritte.

Legt man all diesen Untersuchungsergebnissen die vorher besprochenen Grenzwerte zugrunde, ergibt sich folgendes:

Der gefundene Fluorwert von 2.8 mg/kg liegt deutlich über dem sog. Grenzwert von 2 mg/kg;

jener der Metaborsäure reicht mit 4,97 mg/kg fast an den sog. Grenzwert von 5 mg/kg heran.

Weiters erscheinen darnach zwei der untersuchten Quellen als ausgesprochene Radiumquellen:

Grenzwert für Radiumquellen	1.0×10^{-7} mg/l
linke Rudolfquelle	1.5×10^{-7} mg/l
Elisabeth-Nordquelle	1.4×10^{-7} mg/l

Ferner sind demzufolge zehn der Gasteiner Heilquellen als Radonquellen anzusprechen:

Grenzwert	29 nC/l
Lainerquelle	35 nC/l
Wasserfallquelle	43 „
Doktorquelle	48 „
Grabenbäckerquelle	71 „
Mesnilquelle	71 „
Elisabeth-Hauptquelle	68 „
Elisabeth-Südquelle	74 „
Sophienquelle	93 „
Reissacherquelle	97 „
Fledermausquelle	142 „

Schließlich wird der Grenzwert für die Temperatur, festgesetzt mit 20^0 C, bei jeder einzelnen der untersuchten Quellen beträchtlich überschritten.

Sieht man von der Franzensquelle ab, die ganz aus der Reihe zu fallen scheint und deshalb zur Zeit nochmals untersucht wird, so läßt sich zusammenfassend feststellen: manche örtlich knapp nebeneinander liegende Quellaustritte (einzelne sogar im gleichen Stollen) erwiesen sich hinsichtlich des Radium- oder auch des Radongehaltes ganz verschieden.

Im allgemeinen enthalten die Quellen mit niedriger Temperatur mehr Radon, jene mit höherer mehr Radium. Nicht trifft dies zu für die weitaus ergiebigste Heilquelle, die sog. Hauptquelle des Elisabethstollens. M a c h e (2) meint daher, daß für den Emanationsgehalt nicht die Temperatur selbst, sondern die Verschlammung der Quellspalten, also der Belag der Quellspalten mit dem bereits erwähnten Reissacherit, maßgebend sei. Abgesehen von der Elisabeth-Hauptquelle sind alle Quellen mit einer Temperatur unter $41''$ C und geringerem Radongehalt gegen den Rand des Thermalgebietes gelegen. Ähnliches wurde auch in anderen Thermalgebieten beobachtet. Deshalb sind nach M a c h e (2) die Quellen mit dem höchsten Emanationsgehalt oft gar nicht als die eigentlichen Wirkungsträger einer Therme zu betrachten, sondern im Gegenteil deren kühle Quellen, die am Rande eines dieser Thermalgebiete entspringen.

Wesentlich ist, daß die Gasteiner Heilquellen gegenüber den natürlichen Radonquellen andernorts die äußerst seltene Kombination von hohem Radongehalt mit gleichzeitig hoher natürlicher Wärme darstellen.

Um etwa jahreszeitliche Schwankungen zu finden, wurden von R u s c h i t z k a u. W a l l n e r im Verein mit dem Bauamt der Gemeinde in den Jahren 1937 - 38 während eines Zeitraumes von 18 Monaten wöchentliche Messungen des Radongehaltes, der Ergiebigkeit und der Temperatur an drei Quellen vorgenommen. Gemessen wurde jeweils das Wasser der Elisabeth-Hauptquelle, der Grabenbäckerquelle und des Sammelbeckens des Reissacherstollens. Die Auswahl erfolgte nach folgenden Gesichtspunkten: die Elisabeth-Hauptquelle als die ergiebigste Quelle; die Grabenbäckerquelle als eine der beiden linksufrig gelegenen und zugleich als eine der kühlsten Quellen des Thermalgebietes; das Sammelbecken des Reissacherstollens aber, weil sich darein emanationsstärkste Quellen ergießen.

Die Ergebnisse der Messungen während dieser verhältnismäßig langen Zeit zeigten, daß die Schwankungen des Emanationsgehaltes viel größer sind als die der Temperatur und die der Ergiebigkeit. Zusammenhänge mit der Jahreszeit ließen sich nicht erkennen. Nach R u s c h i t z k a u. W a l l n e r liegt daher der Schluß nahe, die Gasteiner Therme als juveniles Wasser anzusehen.

Ein Vergleich der Radonmessungen in den Jahren 1936/38 mit jenen von M a c h e (2) im Jahre 1920 ergibt mit Ausnahme von drei Quellen weitgehende Übereinstimmung. Während sich bei den übrigen Quellen die Aktivität gar nicht oder nur geringfügig änderte, wies — ohne daß eine Umänderung am Quellursprung erfolgt war — die linke Lainerquelle eine Steigerung von $51^0/_0$ und die Hauptquelle der Doktorquelle eine solche um $86^0/_0$ auf. Die Aktivitätsvermehrung der Elisabeth-Südquelle um das 2.5fache war hingegen nach Neufassung der Quelle zustande gekommen.

Gelegentlich der Radonmessungen in den Jahren 1936/38 wurde von R u s c h i t z k a erstmalig die Fledermausquelle als die radonreichste Gasteiner Heilquelle nachgewiesen. Zur selben Zeit wurde auch die Franzensquelle untersucht und als vollkommen inaktiv befunden. Deren Radongehalt ist sogar noch niedriger als der des gewöhnlichen Gasteiner Trinkwassers. Der Temperatur und der übrigen Zusammensetzung nach ist aber auch die Franzensquelle als echte Thermalquelle zu betrachten. Um diese Besonderheit der Franzensquelle für wissenschaftliche Folgerungen verwertbar zu machen, sind, wie bereits erwähnt, zur Zeit nochmalige Untersuchungen auf Radon- und Radiumgehalt im Gange.

Die Thermalwasser-Zuleitung zum Bad und dessen Formen.

In alter Zeit leitete man das Thermalwasser in Holzröhren, teilweise sogar in offenen Rinnen zu den Bädern. Da das natürliche Gefälle ausgenützt werden mußte, errichtete man die Badehäuser unterhalb der Quellursprünge, was zur Entwicklung des Ortszentrums an einem für Bauten wenig geeigneten Platz führte. Auch in Bottichen und Fässern brachte man das Heilwasser zu abseits oder höher gelegenen Häusern; selbst nach dem benachbarten Hofgastein und sogar nach Salzburg. Dieses umständliche Verfahren bewährte sich nicht. Man schuf daher im Jahre 1794 eine einfache Hebmaschine, welche das Wasser der Fürsten- und der Doktorquelle zu den Schloßbädern hinauf förderte. Im Jahre 1828 und wiederum 1849 wurde eine neue, leistungsfähigere Heb- und Druckmaschine aufgestellt, wodurch die Errichtung von Badehäusern auch in höheren Lagen und damit die Ausweitung des Ortes möglich wurde.

Während im 16. Jahrhundert in Wannen gebadet wurde, waren später bis zur Mitte des 19. Jahrhunderts in überwiegendem Maße Gemeinschaftsbäder, sog. Kommunbäder üblich. Diese Badebassins wurden gegen Mittag ausgelassen und gereinigt. Um 5 Uhr nachmittags wurde bereits mit der Füllung begonnen, damit das Wasser bis zum anderen Morgen auf die zum Baden „gedeihliche" Temperatur von 35 bis 36° abkühlen konnte. Um dies zu beschleunigen, wurde das Badewasser immer wieder mit hölzernen Krücken umgerührt. Obwohl ständiger frischer Zufluß das Wasser in den Kommunbädern wenigstens zum Teil erneuerte, ließ doch dessen Reinheit, besonders in den späteren Stunden, zu wünschen übrig. Deshalb kamen immer mehr die sog. Solitärbäder in Gebrauch, die nach jedem Bad frisch eingelassen wurden. Dadurch stieg nicht nur der Bedarf an Thermalwasser an, sondern vor allem mußte dessen Abkühlung beschleunigt werden. Dazu kam, daß sich die Benützung der Bäder nicht gleichmäßig über den Tag verteilte, sondern sich auf die frühen Morgen- und Vormittagsstunden konzentrierte. Man legte daher — erstmalig im Jahre 1810, — Speicher, sog. Heilwasser-Reserven an. Sie dienten nicht nur zur Speicherung des Thermalwasseranfalls außerhalb der eigentlichen Badestunden, sondern auch zu dessen Abkühlung. Darum waren diese Reservoire nicht in den Erdboden versenkt, sondern derart gebaut, daß möglichst viel Wärme an Wände und Luft abgegeben wurde. Durch Mischung des abgekühlten mit heißem Thermalwasser konnte die Temperatur des Badewassers in kürzester Zeit und beliebig geregelt werden.

Später genügte besonders im Sommer auch die Abkühlung in den Reservoiren nicht mehr. Es wurde deswegen ein eigener Kühlapparat geschaffen, ähnlich dem heute in Gebrauch stehenden.

Die Entdeckung des flüchtigen, gasförmigen Radons als wichtiger Bestandteil der Gasteiner Therme hatte fast eine Umkehrung der Zuleitungsmethoden zur Folge. Scheute man früher nicht die Berührung des Heilwassers mit der Luft, ja förderte man sie sogar zwecks Abkühlung, war man nunmehr besorgt, sie möglichst zu vermeiden. Das führte zum

Bau einer neuen großen Verteilungsanlage, die in mehrjähriger Arbeit im Jahre 1926 vollendet wurde.

Aus K o s t r a w a s (1) technischer Beschreibung im Jahre 1936 ist zu entnehmen: Von den Thermalquellen sind die meisten gefaßt bzw. aufgeschlossen; teils stollenmäßig, teils nur in Form von Quellstuben oder einfacher Rohrfassungen. Nur zwei sind in ihrem ursprünglichen Zustand belassen, und zwar die Fledermaus- und die Grabenbäckerquelle. Derzeit werden nur elf für Heilzwecke benützt. Ihre Gesamtergiebigkeit beträgt rund 4500 m³ in 24 Stunden, wovon 950 m³ nach Bad Hofgastein geleitet werden. Das neue Verteilungsnetz hat allein in Bad Gastein 8000 m Rohrlänge und versorgt bei hundert Kur- und Badehäuser, deren Mehrzahl über dem Quellniveau liegt. Das gesamte Thermalwasser sowohl der Radon- als auch der Radiumquellen, das nicht in direktem Zufluß von der Quelle abgegeben werden kann, wird einem gemeinsamen Sammelbehälter zugeleitet. Er liegt am Fuß des Wasserfalles, also im untersten Teil des Quellgebietes. Von diesem Behälter, der zur Vermeidung von Emanationsverlusten — gleich wie alle übrigen Behälter — vollständig geschlossen und gegen Wärmeverluste durch Hohlsteinwände isoliert ist, läuft das Wasser zu einer Pumpenanlage. Diese fördert das Wasser in die Hochbehälter. Jeder Hochbehälter besteht aus zwei getrennten Teilen, von denen der größere das naturheiße, der kleinere das künstlich gekühlte Thermalwasser sammelt. Ein Teil des Thermalwassers wird nämlich direkt von der Pumpleitung und noch vor dem Einfließen in die Behälter einer speziellen Kühlanlage zugeführt, einem sog. Berieselungskühler. Das warme Thermalwasser tritt in diesem unten ein, durchströmt schlangenförmig angeordnete Röhren, über deren Außenseite — also ohne Vermischung mit dem Thermalwasser — kaltes, gewöhnliches Leitungstrinkwasser herabrieselt. Das Thermalwasser wird dabei nach K o s t r a w a (2) um 20° C auf 23° C abgekühlt. Das gleichzeitig dadurch bis auf 32° C erwärmte Trinkwasser findet im Freibad Verwendung; das um 20° C abgekühlte Thermalwasser aber wird in den Hochbehältern gespeichert. In zwei vollständig getrennten Rohrsystemen wird jedem Badehaus sowohl warmes als auch abgekühltes Thermalwasser direkt zugeleitet, wodurch schon beim Einlaufen des Bades dessen vorgeschriebene Temperatur erreicht wird.

Sämtliche Rohre der neuen Anlage, die das naturwarme Thermalwasser leiten, sind zum Schutz gegen Wärmeverlust mit Korkschalen und Dachpappe umgeben und überdies noch in einen eigenen Betonkanal verlegt. Das gekühlte Thermalwasser hingegen wird wie gewöhnliches Trinkwasser ohne Isolierung geleitet. Die Thermalleitungen sind 70 — 80 cm tief in den Erdboden verlegt und zwar den Gehwegen entlang, da dort das Schmelzen des Schnees nur willkommen ist. Die Temperaturverluste des Thermalwassers von der Quelle bis zur Wanne sind durch diese Vorkehrungen gering; noch an den Endausläufen in den Wannen beträgt dessen Temperatur 40° C.

Auch die Radioaktivität ist nicht der allein wirksame Heilfaktor.

Wohl ein Vierteljahrhundert lang beherrschte die Radioaktivität Denken und Handeln. Wegen der Ähnlichkeit der Anzeigen für Radonbehandlung und Gasteiner Kur bezog man die Heilkraft der Therme nur auf deren Radongehalt. Dies ging so weit, daß v. N e u s s e r und D a u t w i t z die Wirkung des Gasteiner Thermalwassers durch bloße Aktivierung gewöhnlichen Badewassers mittels gepochtem Uranpecherz nachzuahmen versuchten.

Wohl als einer der Ersten nahm G e r k e s e n. an, daß die Wirkung der Gasteiner Therme nicht allein oder hauptsächlich auf deren Radongehalt zu beziehen sei. G e r k e sen. fand diese Ansicht bestätigt durch F. K r a u s, der bereits 1913 schrieb: „Die Radioaktivität ist ein Heilfaktor für sich; das Unterfangen, die Bedeutung der in der Therapie der chronischen Gelenkserkrankungen von altersher erfolgreich verwendeten Heilquellen ausschließlich auf deren Emanationsgehalt zu reduzieren, kann schon jetzt bestimmt als mißglückt bezeichnet werden. Behandlung mit radioaktiven Stoffen kann nicht einfach an die Stelle dieser Heilbäder gesetzt werden."

Später wies neuerlich S c h n e y e r (1) darauf hin. Dies mit der Begründung, daß doch durch die im vorigen bereits geschilderte seinerzeitige Form der Zuleitung und Art der Abkühlung das Thermalwasser weitgehend, wenn nicht zur Gänze, seines Radongehaltes beraubt, und trotzdem gute Heilwirkung und starke Badereaktionen beobachtet worden waren. Des weiteren, weil Akratothermen, also Heilwässer, welche wohl natürliche Wärme und ebenfalls nur schwache Mineralisation, jedoch keine Radioaktivität besitzen, ganz ähnlich wie die Gasteiner Therme wirken. Ferners die Tatsache, daß mitunter Kranke auf Radon-Hauskuren oder Kuren in den stärksten Radonbädern n i c h t, jedoch auf eine Kur in Bad Gastein reagieren. Schließlich konnte S c h n e y e r (1) zeigen, daß Blut durch Radon allein anders als durch die Gasteiner Therme beeinflußt wird; desgleichen die Magensekretion. Auch die Reifung von Pflanzenkeimen verläuft verschieden, wenn man statt Gasteiner- etwa Joachimsthaler- oder ein anderes mit Radon „imprägniertes" Wasser verwendet. Endlich verschwinden durch Entfernung des Radons diese biologischen Wirkungen der Gasteiner Therme nicht, sondern werden nur schwächer. Die Wirkung des Gasteiner Heilwassers beruht nach Ansicht S c h n e y e r s (1) möglicherweise auf der Kombination von Radioaktivität mit der Hypotonie des Wassers, wenn nicht überhaupt ein noch unbekanntes Agens die Heilwirkung bedingt.

Auch S t o k l a s a (2) fand bei Versuchen mit Pflanzenkeimlingen, daß das von Natur radioaktive Gasteiner Heilwasser viel stärker auf den Keimungsprozeß einwirkt als ein künstlich durch Zusatz von Radon und dessen Abkömmlingen radioaktiv gemachtes Wasser.

Mit radioaktivem Thermalwasser konnten biologische Effekte erzielt werden, die man sonst nur bei viel höherer Aktivität beobachtete. So war bereits erloschene Keimfähigkeit bei physiologisch toten Samen durch längerdauernde Einwirkung von Thermalwasser mit einer Aktivität von nur 25 nC/Liter wieder zu erwecken; umgekehrt erwies sich Thermalwasser aus dem Reissacherstollen mit einer Aktivität von 98 nC/Liter für Pflanzenkeimlinge schon schädlich. S t o k l a s a (1) folgerte daraus, daß außer der Emanation des Radiums auch die des Thoriums und des Aktiniums samt ihren Folgeprodukten in kleinen Mengen im Gasteiner Thermalwasser enthalten sind und mitwirken.

Der Thoriumgehalt.

Thorium und dessen Zerfallsprodukte sind in vielen Heilwässern vorhanden. Die Bedeutung ihrer Strahlenwirkung ist aber noch nicht voll erkannt. Das Element Thorium wurde im Gasteiner Thermalwasser, wie bereits erwähnt, von M a c h e u. B a m b e r g e r nachgewiesen. Wichtiger, da viel aktiver, sind jedoch dessen Zerfallsprodukte. Thorium selbst ist zwar mit seiner Halbwertszeit von $1,6 \times 10^{10}$ Jahren noch langlebiger als das Mutterelement der Radiumreihe, nämlich Uran. Im Gegensatz dazu sind aber die Zerfallsprodukte des Thoriums noch kurzlebiger als die des Urans, bezw. dessen Abkömmling, des Radiums. So beträgt z. B. die Halbwertszeit des Radons 3,82 Tage, die des Thorons aber nur 55 Sekunden. Es ist daher mit Berechtigung anzunehmen, daß in thoriumhältigen Wässern stets verschiedene Elemente der Thoriumreihe gleichzeitig und nebeneinander vorhanden sind, da ständig, vom langlebigen Mutterelement ausgehend, solch kurzlebige Tochterelemente entstehen und rasch ins nächste übergehend zerfallen.

Die Kürze des zeitlichen Bestandes des gasförmigen Thorons reicht nicht einmal zu dessen Ausscheidung aus; vielmehr vollzieht sich, in den Körper einverleibt, sein Zerfall restlos in diesem, wobei es — ähnlich wie beim Radon — zur Bildung eines sog. aktiven Niederschlages kommt. Auch dessen Umwandlung vollzieht sich rascher als beim entsprechenden des Radiums. Da die Stärke der Strahlung von der Geschwindigkeit des Zerfalls abhängt, ist demzufolge der Thoriumniederschlag viel aktiver als der des Radiums. Zugleich besitzen unter den derzeit bekannten α-Strahlen, die des Thoriumniederschlages die größte Geschwindigkeit und Reichweite, und dessen β-Strahlen, die größte Härte, d. h. das größte Durchdringungsvermögen.

Diese biologisch so wichtigen Eigenschaften machen es nach K ü h n a u (1) wahrscheinlich, daß das Vorkommen von Elementen der Thoriumreihe in Heilwässern, Quellgasen und Bodenluft eine weit größere balneo-therapeutische Bedeutung besitzt als bisher angenommen wurde.

Auch die Elemente der Aktiniumreihe finden sich in Heilwässern. Über deren Verbreitung und biologische Bedeutung ist noch weniger bekannt als hinsichtlich des Thoriums.

Das Wildwasser.

Die Wildwässer werden auch indifferente Thermen oder auch Akratothermen genannt; im französischen Sprachgebrauch heißen sie „eaux oligométalliques", im englischen „simple thermal waters" oder „indifferent thermal waters". Interessant ist, daß es unter den vielen Hunderten von Heilquellen in Mitteleuropa nur 15 derartige Thermen gibt. Ihre kennzeichnenden Eigenschaften sind, wie bereits früher im Zusammenhang mit dem Wort Akratothermen erläutert: natürliche Wärme und äußerst schwache Mineralisation, d. h. sehr geringer Gehalt an gelösten Stoffen. Infolge dieses niedrigen Salzgehaltes, infolge der Hypotonie des Wassers, unterscheiden sich die Wildwässer kaum von gewöhnlichem

Die Nebelkammer

macht den Verlauf radioaktiver Strahlungen dadurch sichtbar, daß sich an den vom Strahl erzeugten Gasionen Wassertröpfchen anlagern, wodurch Nebelstreifen entstehen.

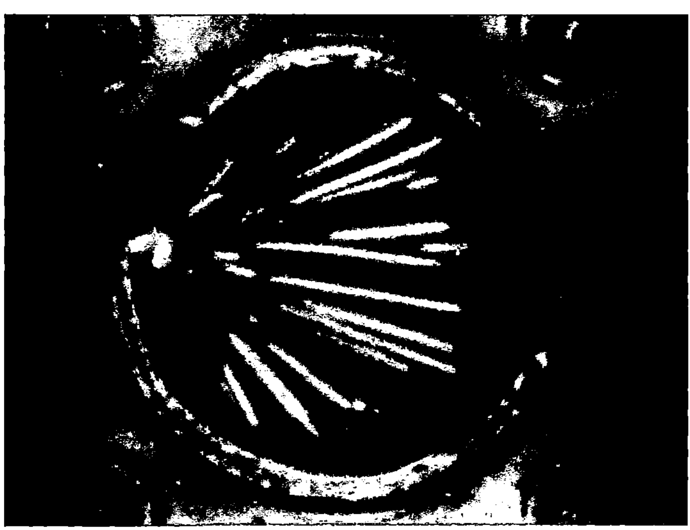

Sichtbarmachung der Alpha-Strahlung eines punktförmigen, links in der Kammer befindlichen Poloniumpräparates.

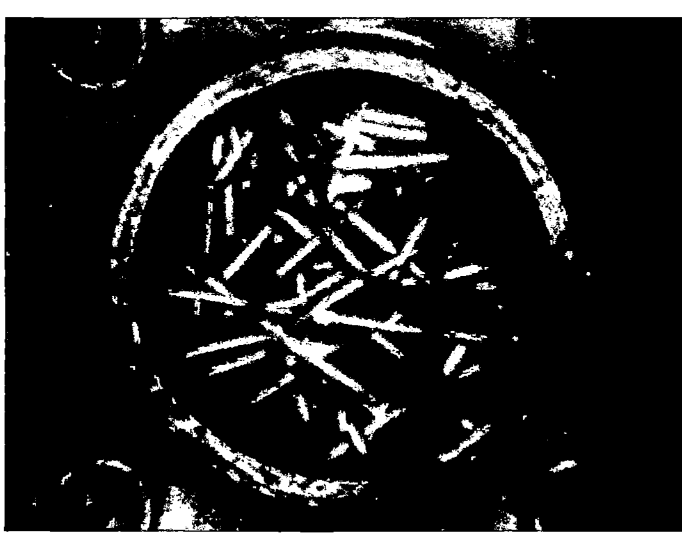

Sichtbarmachung des Alpha-Strahlen-Kreuzfeuers der in Wasser gelösten und verteilten Emanationsteilchen. In diesem Kreuzfeuer befindet sich der Körper des Badenden.

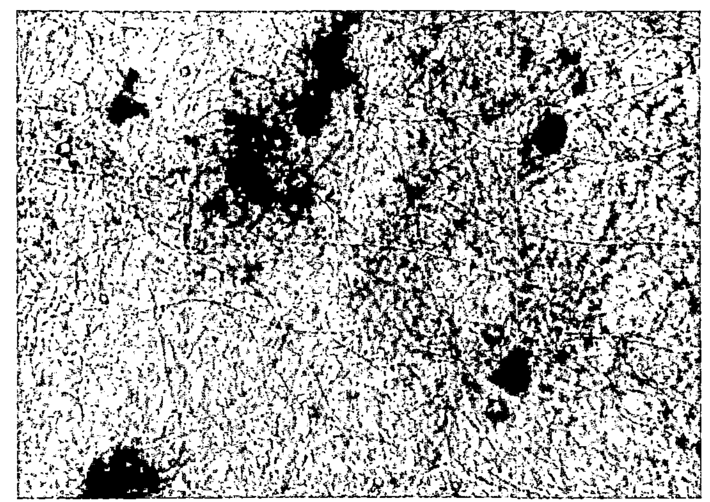

Ablagerung eines manganoxyd- und eisenoxydhaltigen Schlammes (Reißacherit)

erfolgt nicht nur an den Austrittspalten der Gasteiner Therme, sondern auch zwischen den Algenfäden auf den überrieselten Felsen, wie diese Mikroaufnahme zeigt.

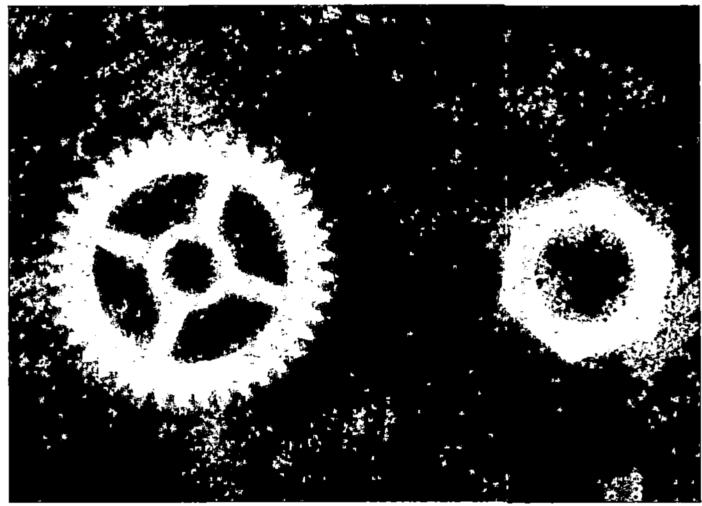

Radiographien mit getrocknetem Reißacherit-Pulver

lassen sich in mehrtägiger bis mehrwöchentlicher Einwirkung herstellen, da dieser Quellabsatz Radium aus dem Thermalwasser absorbiert und dadurch selbst aktiv wird. Die der photographischen Platte aufgelegten und mit Reißacherit überschichteten Metallgegenstände erscheinen als Schattenbilder.

Leitungs-, ja selbst destilliertem Wasser. Trotzdem ist den Wildwässern eine altbewährte Heilkraft eigen. Diese Tatsache gab Anlaß für viele Untersuchungen und Theorien. So glaubte man, in der natürlichen Wärme die Ursache sehen zu können, was aber, wie schon erwähnt, die Physiker ablehnten. Dann zog man eine besondere F o r m des Wassers zur Klärung heran. So schloß B a u m g a r t n e r auf Grund seiner Analyse im Jahre 1829, daß „dieses Wasser nicht wie das gewöhnliche zwei, sondern drei Teile Wasserstoff auf einen Teil Sauerstoff, und demnach verhältnismäßig beträchtlich mehr Hydrogen, als jedes bisher bekannte Wasser enthielte." Eine Ansicht, die bereits im Jahre 1833 von einem „der geachtetsten Physiker und Chemiker, nämlich von S c h w e i g g e r - S e i d e l" angezweifelt wurde. Rund hundert Jahre später spielte diese Frage neuerlich eine Rolle, nach Feststellung, daß auch das Wasser einen inneren Aufbau besitzt, und diese innere Struktur weder einheitlich noch stabil ist. Neben H_2O finden sich im Wasser nämlich sog. komplexe Moleküle, wie H_4O_2 oder H_6O_3, eine Erscheinung, die als Polymerie bezeichnet wird. S c h o b e r hält nun die Thermalwässer, als frisch aus der Dampfform hervorgegangen, für weniger polymerisiert und dadurch für biologisch wirksam. Auch ein erhöhter Gehalt an sog. schwerem Wasser wurde vermutet, was sich jedoch nicht bestätigte. A b e l hat die Thermen von Gastein und Villach, andere haben das Wasser aus dem Atlantischen Ozean und dem Toten Meer auf den Gehalt an schwerem Wasser untersucht. Es ergaben sich überall ungefähr 0.2 Promille schweres Wasser, eine Menge, wie man sie auch sonst in Wässern zu finden gewohnt ist. Überdies hat nach M a c h e (3) das schwere Wasser gar nicht die ihm bisweilen zugeschriebene schädliche Wirkung, die bei entsprechender Verdünnung auch eine Heilwirkung erklären könnte.

Derzeit muß nach K ü h n a u (2) angenommen werden, daß die Heilwirkungen der Wildwässer doch durch die in ihnen gelösten Stoffe bedingt sind. Daß diese teilweise nur in Spuren vorhanden sind, spricht nicht gegen die Möglichkeit einer therapeutischen Bedeutung. Es sei als Beispiel für die Wirkkraft geringster Quantitäten, nur an jene der winzigen Riechstoffmengen erinnert, die u. a. Hunden genügen, um einer Fährte zu folgen.

Die Spurenelemente.

Von den insgesamt bekannten 92 Elementen sind nach F r e s e n i u s in Heilwässern bisher an die 50 gefunden worden. Dabei stellen diese teilweise häufige und in größerer Menge gelöste, teilweise aber mehr oder weniger seltene und oft nur in spärlicher Menge vorhandene Bestandteile solcher Wässer dar. In vielen, angeblich sogar in den meisten Heilwässern sind dreißig und mehr Elemente gleichzeitig als gelöst nachweisbar. Die biologische Wirkkraft der einzelnen ist in Art und Ausmaß ganz verschieden, wobei es gar nicht auf ihre jeweilige Menge ankommt. Da diese mitunter derartig klein, nur spurenhaft sein kann, spricht man auch von sog. Spurenelementen. Dabei aber kann ihre Wirkung wichtiger als der in größeren Mengen im Wasser vorhandenen Stoffe, ja für das Wesen und die Heilkraft eines Wassers sogar bestimmend sein.

Die sog. oligodynamen Eigenschaften solcher Stoffe, d. i. die Wirksamkeit in kleinsten Mengen, äußern sich hauptsächlich in Form der Katalyse, d. i. der Förderung oder Hemmung chemischer Vorgänge. Daher sind gerade die Spurenelemente für den Aufbau und für die Arbeit der Fermente und Hormone von besonderer Bedeutung.

„Die physiologische Forschung hat in den letzten Jahren", schrieb K ü h n a u (3) im Jahre 1940 „bei mehreren Schwermetallen, die als Spurenelemente in den natürlichen

Wässern weit verbreitet sind, so intensive Stoffwechseleffekte nachgewiesen, daß diese unbedingt zur Beurteilung des therapeuthischen Wertes solcher Wässer herangezogen werden müssen."

Die gleichzeitige Anwesenheit der Ionen so vieler Elemente macht es schwierig, deren Einzelwirkung isoliert aufzuzeigen. Außerdem ist es keinesfalls gleichgültig, w e l c h e Ionen und in welchem M e n g e n v e r h ä l t n i s sie gemischt sind. Die Ionen treten auch nicht einzeln, sondern als sog. „individuelles Ionengemisch", d. h. als geschlossene Einheit in Erscheinung.

Solche Spurenelemente können in zweierlei Arten wirken: entweder in Form von eigentlichen Medikamenten oder in der von sog. akzessorischen Nährstoffen. Die dauernde Zufuhr letzterer, die besser unter dem Namen Vitamine bekannt, ist für den Körper lebenswichtig.

Die ersten entdeckten Vitamine waren pflanzlicher Abkunft; später fand man auch solche tierischer Art. Es wird aber immer klarer erkannt, daß es nicht nur in der belebten, sondern auch in der sog. toten Natur Katalysatoren und Reizstoffe gibt. Da nach v. E u l e r vor allem in diesen Funktionen das Wesen der Vitamine gesehen werden muß, existieren also neben organischen auch „anorganische Vitamine".

Die bisher gefundenen Stoffe dieser Art sind Schwermetalle. Auch ein Mangel an anorganischen Vitaminen führt, wie ein solcher organischer Natur, zu Krankheit. Bereits für vier Elemente von Metallcharakter steht dies einwandfrei fest. Diese vier „anorganischen Vitamine" sind: Mangan, Kupfer, Zink und Kobalt. Diese Tatsache läßt die Bedeutung der Spurenelemente in Wässern erkennen.

Spurenelemente sind auch im Gasteiner Thermalwasser vorhanden; nach der Analyse vom Jahre 1900 z. B. Mangan, Strontium, Arsen, Rubidium, Caesium, Aluminium.

Der Spurennachweis ist zufolge der äußerst geringen Konzentration im Wasser sehr schwierig. Wesentlich konzentrierter finden sich diese Stoffe unter Umständen in den Quellabsätzen, den sog. Sintern. Die Analyse der Quellsedimente kann deshalb den Hinweis geben, welche Elemente im Wasser vermutet werden können. Daraus ergibt sich, wie wichtig die genaue Beachtung der Quellsinter ist.

Die Quellsinter.

Je mehr sich die aus dem Erdinnern aufsteigenden Wasseradern der Erdoberfläche nähern, desto mehr verringert sich Temperatur und Druck. Durch die Druckverminderung entweicht auch ein Teil der gelösten Kohlensäure. Nahe dem Quellaustritt kommt es schließlich zur Berührung mit dem Sauerstoff der Luft. All dies führt zum Ausfall der schwerer löslichen Bestandteile aus der Lösung und zu ihrer Abscheidung an den Wänden der Quellspalten.

Auch bei den Gasteiner Thermalquellen finden sich Quellabsätze. Bereits beim Kapitel „Die Erschließung einer neuen Thermalquelle" wurde des Reissacherits Erwähnung getan. Da sein Aussehen Schlamm gleicht, spricht man auch von Mineralschlamm. Dieser Quellsinter ist stark manganhaltig, obwohl das Thermalwasser, z. B. das des Elisabethstollens nur 0.14 mg/Liter enthält. Dabei erfolgt die Reissacheritbildung an den Quellspalten sehr rasch. Wird der Belag entfernt, so entsteht er schnell neu, besonders reichlich an der Rudolf- und an der Elisabethquelle. D i t t l e r u. A b r a h a m c z i k haben sich in den Jahren 1936/37 genauer mit dem Studium der Quellabsätze der Gasteiner Heilquellen befaßt. Sie fanden, daß das Absetzen von Reissacherit in den einzelnen Quellspalten nicht gleichmäßig erfolgt. Auf senkrechtem Fels ist der Belag sehr rein, aber höchstens 1 mm dick.

Tab. 5. Zusammensetzung des Reissacherits in %, bezogen auf rückstandsfreie, bei 100⁰ getrocknete Substanz.

Si O₂	11,79
Al₂O₃	4,08
Fe₂O₃	18,98
MnO₂	19,21
MnO	9,11
CuO	0,133
PbO	0,139
ZnO	0,099
MgO	2,56
CaO, BaO, SrO	12,54
Th O₂	1,32
P₂O₅	0,83
As₂O₅	0,001
Na₂O + K₂O	0,53
Karbonat-CO₃	6,66
H₂O	8,53
C	3,75
B₂O₃	0,001
S	0,0135
F	0,01—0,001
Ag	0,0034 (34 g/t)
Au	0,00007 (0,7 g/t)
Sn	0,001
Ra	$5{,}66 \cdot 10^{-6}$
U	0,0046
	100,29

Dittler u. Abrahamczik nahmen auch eine Analyse einer Reissacheritprobe aus dem Elisabethstollen vor, welche Karlik hinsichtlich des Urans ergänzte. Die dabei ermittelten Werte zeigt nebenstehende Tabelle.

Die Analyse des Reissacherits ergab demnach eine ganze Anzahl von Elementen, die in den Analysenberichten über die Untersuchung des Thermalwassers nicht aufschienen.

Auf Grund dieses Ergebnisses versuchte Abrahamczik auch im Thermalwasser selbst Spuren der betreffenden Schwermetalle nachzuweisen. Dabei fanden sich im Wasser der Rudolfquelle in Milligramm/Liter:

Kupfer (Cu)	Silber (Ag)	Gold (Au)	Zink (Zn)	Blei (Pb)	Zinn (Sn)
0.001₅	10^{-5}	nicht nachweisbar $< 10^{-9}$	0.01₂	0.0005	nicht nachweisbar $< 10^{-8}$

Der Reissacherit besteht, wie erwähnt, vorwiegend aus Manganoxyd. Es ergibt sich daher die Frage, warum gerade das Gasteiner Thermalwasser so reichlich Mangan abschei

det, obwohl es nicht wesentlich mehr Mangan enthält als
Thermalwässer anderswo.

Die Thermalwasseradern führen durch Glimmer mit
reichlich Schwefelkies. Aus letzterem nimmt das heiße Wasser Eisen und Mangan auf. Eisen kommt jedoch in der sog.
Oxydationszone sehr viel früher zum Ausfall als Mangan.
Dieses gelangt erst bei Zutritt von Luftsauerstoff zur Abscheidung, wobei nach S t o c k m a y e r Bakterien die
Hauptrolle spielen.

Hiebei fällt nach M a c h e (4, 5) das Mangan in einer be-
sonders lockeren kolloidalen Form aus, vermutlich als
Manganoxydhydrat, und besitzt so die Eigenschaft, die im
Thermalwasser gelösten Schwermetalle, darunter das Radium, an sich zu ziehen, zu adsorbieren. Im gleichen Sinne
wie Mangan wirkt nach E b l e r u. F e l n e r auch kolloidale
Kieselsäure, die ja im Gasteiner Thermalwasser reichlich vorhanden ist. Da die Sinter außer Radium und Thorium zum
Großteil auch deren Restaktivität aufnehmen, ist die hohe
Radioaktivität des Reissacherits leicht verständlich. M a c h e
(4, 5) fand im Stollen der heißesten Gasteiner Thermalquelle
Reissacherit, der sogar das Joachimsthaler Pecherz an Radiumgehalt übertrifft.

Der Radiumgehalt der Gasteiner, Karlsbader und Buda-
pester Thermen ist ungefähr gleich. Bei der Gasteiner Therme wird jedoch seit langen Zeiten ein Teil des Radiums im
Reissacherit der Quellspalten gespeichert. Aus dem ausgefäll-
ten Radium aber entsteht fortlaufend dessen Emanation, so
daß gleichzeitig und neben dem Ausscheiden von Radium
a u s dem vorbeifließenden Thermalwasser die Aufnahme
von neu entstandenem Radon i n dasselbe vor sich geht.
Deshalb enthalten die Gasteiner Thermen, im Gegensatz zu
denen in Karlsbad und Budapest, außer dem Radium auch
Radon in beträchtlicher Menge. Für den Gehalt der einzelnen Heilquelle an Radium und Radon aber ist in Bad Gastein
demnach außer der Temperatur des Wassers auch das Aus-

maß des Reissacheritbelages in jedem Quellursprung mitbe-
stimmend.

So zeigt sich, welch' besondere Bedeutung sowohl der Bildung als auch der Wirkung des Reissacherits und damit —
im weiteren Sinne — auch der ursächlichen Bakterientätig-
keit für die Gasteiner Therme zukommt.

Außer dem Reissacherit fanden D i t t l e r u. A b r a -
h a m c z i k noch zwei weitere Quellabsätze, die ebenfalls
einer Untersuchung unterzogen wurden. Der eine davon
findet sich an den im Gneis vorhandenen Quellspalten des
Franz-Josef-Stollens. Dieser durchscheinende, grauweiße
Sinter hat ein gallertartiges Aussehen und eine ebensolche
Konsistenz. Der Belag, der rasch wächst und innerhalb von
zwei bis drei Wochen eine Dicke bis zu 1 cm erreicht, läßt
sich leicht von der Unterlage abheben. Außer gelegentlichen
Spuren von Reissacherit, Quarz oder Glimmer enthält dieser
Quellabsatz beträchtliche Mengen Silber (0.01 — 0.05%);
weiters ließen sich wie im Reissacherit kleinste Mengen von
Kupfer und Zink nachweisen. Der organische Anteil besteht
fast ausschließlich aus Bakterien.

Der dritte Quellabsatz findet sich bei der Doktorquelle.
Dort bilden sich über dem Quellursprung eine Art von Sta-
laktiten von 2 — 3 cm Länge und von weißer bis gelblicher
Farbe. Bei der Untersuchung erwiesen sie sich als amorphe
Kieselsäure, verkittet mit Kalkspat und etwas Aragonit, je-
doch ohne Sulfate. Bei diesem Quellabsatz handelt es sich
offenbar um Auslaugungen aus dem Zentralgneis durch die
Thermalwasserdämpfe.

Zusammenhänge mit dem Goldbergbau.

I m h o f (1, 2) stellte 1928 und nochmals 1936 fest, daß der
Reissacherit neben Mangan und Eisen die meisten Metalle
und Metalloide enthält, die sich auch in den Erzen des Goldbergbaues finden, darunter ebenfalls die beiden Edelmetalle;
letztere zwar nur in geringer Menge, nämlich Gold 0.5 g/t
und Silber 5 g/t.

Im großen Thermalwasserbehälter auf der Pyrkershöhe scheiden sich bei einem jährlichen Durchfluß von 300.000 m³ Thermalwasser in diesem Zeitraum ungefähr 2 kg Reissacherit ab, was demnach 1 mg Gold entspricht. Trotzdem von jedem Kubikmeter Thermalwasser also lediglich $\frac{1}{300.000}$ mg Gold ausgeschieden wird, wirkt die Therme auch heute noch wie einst als sog. Goldbringerin, die während vergangener Jahrmillionen in diesen minimalen Mengen die Metalle in den Gesteinsspalten absetzte und so im Laufe der Zeit die goldreichen Erzgänge der Tauern bildete.

Die hauptsächlichsten Goldträger sind nach I m h o f (2) Pyrit, Arsenkies und Arsenverbindungen mit Nickel und Kobalt; dann Kupferkies und der diese Minerale verkittende, gelartig abgeschiedene Gangquarz, dessen Entstehen jetzt noch im Franz-Josef-Stollen in Gestalt des eben beschriebe-, nen Quellabsatzes zu beobachten ist; schließlich noch Zinkblende und Bleiglanz. Da nach I m h o f (2) im Reissacherit die meisten Metalle und Metalloide der Erzgänge enthalten sind und auch Kobalt zu diesen zählt, wäre es nicht ausgeschlossen, daß im Reissacherit neben den drei anderen, das sind Mangan, Zink und Kupfer, ebenfalls Kobalt als das vierte der lebenswichtigen „anorganischen Vitamine" vorhanden, ist, jenes Element, das nach K ü h n a u (3) bisher von Balneologen und Biologen zu wenig beachtet wurde.

Der Kieselsäuregehalt.

Neben der Wärme und den Spurenelementen sind auch die in Wildwässern in relativ größerer Menge gelösten Stoffe von gewisser therapeutischer Bedeutung. Zu diesen Bestandteilen der Wildwässer gehört vor allem die Kieselsäure. Wie nachstehende, großteils einer Zusammenstellung von K ü h n a u (2) entnommene Zahlen zeigen, ist auch der Kieselsäuregehalt des Thermalwassers der Elisabeth-Hauptquelle sehr beträchtlich:

Tab. 6. Kieselsäuregehalt einiger Heilquellen.

Quelle	H_2SiO_3	
	in mg/kg	in % der gelös-ten Bestandteile
Bains-les Bains	120	
Néris	108	9
Caldas de S. Paolo	76	18
Bad Gastein (Elisabethquelle)	75	18,5
Wiesenbad, Sophienquelle	66	8
S. Antonio (Portugal)	64	16
Plombières	58	20
Wildbad	58	8
Dao (Portugal)	55	15
Unhais da Serra (Portugal)	53	17
Schlangenbad	41	10
Warschetz (Bulgarien)	34	23

Die Kieselsäure wirkt, so nimmt man an, in kolloidaler Form unter Bildung eines ganz dünnen Überzuges, eines sog. Films, auf die Oberfläche von Haut oder Schleimhaut. Vielleicht wird deshalb manchen Wildwässern eine kosmetische Wirkung nachgesagt. Aber auch deren günstige Beeinflussung von bestimmten Haut- und Schleimhauterkrankungen mag damit zusammenhängen.

Der Argon- und Heliumgehalt.

Auch der Gasgehalt der Wildwässer ist von Wichtigkeit, da die meisten — darunter auch die Gasteiner Therme — reichlich Argon und Helium enthalten, wie Tabelle 7 zeigt.

Die Quellgase dieser Wildwässer enthalten also mehr an Argon und vor allem ein Vielfaches mehr an Helium als atmosphärische Luft.

Nach Macé de Lépinay wirken die Edelgase beruhigend, schmerzstillend und schlaffördernd; alles wohlbekannte Begleiterscheinungen bei Thermalbadekuren.

Tab. 7. Argon- und Heliumgehalt einiger Heilquellen.
(Nach Nasini, Lepape und Macé de Lépinay.)

Quelle	Argon	Helium
	Vol. %	
Buxton	2.00	
Plombières, Source Vauquelin	1.64	0.21
Wildbad	1.56	0.71
Bad Gastein, Grabenbäckerquelle	1.18	0.17
Bath, Kings Well	1.13	0.17
Bourbon-Lancy, Source Lymbe	1.08	1.83
Néris	0.88	1.16
Atmosphärische Luft	0.937	0.005

Die Anwesenheit von Edelgasen ist nach Nasini und Lepape schließlich auch beweisend für den Ursprung des Wassers aus großen Tiefen.

Versuchs- und Vergleichswässer.

Überblickt man das Vorhergehende, so lassen sich die Wirkkräfte des Gasteiner Thermalwassers um zwei grundsätzliche Eigenschaften gruppieren: um die der Radioaktivität und um die als Wildwasser.

Um diese beiden Komponenten noch genauer und getrennt von einander studieren zu können, begann man nach Eröffnung des im Jahre 1936 gegründeten Gasteiner Forschungsinstitutes nicht nur Versuche mit naturbelassenem Thermalwasser, sondern auch solche mit Versuchs- und Vergleichswässern.

Die Versuchswässer stellte man nach verschiedenen Methoden her, deren wichtigste nach F. u. M. Bukatsch folgende waren:

1. Herstellung von „entemaniertem Thermalwasser", indem man frisches Thermalwasser etwa eine Stunde lang mit Luft durchquirlte. Die Luft entführte dabei den Großteil des im Wasser vorhandenen gasförmigen Radons.

2. Herstellung von „k o n z e n t r i e r t e m T h e r m a l -
w a s s e r", indem man frisches Thermalwasser vorsichtig
eindampfte, wodurch ebenfalls das Radon verloren ging. Die
Lösung der übrigen Bestandteile aber wurde dadurch einge-
engt und ihre Wirkung, die sog. Salzwirkung, entsprechend
dem Ausmaß der Konzentrationserhöhung verstärkt.

3. Herstellung von „p e r m u t i e r t e m T h e r m a l -
w a s s e r", indem man frisches Thermalwasser durch eine
sog. Permutitsäule filtrierte. Permutit hat die Fähigkeit, die
in Wasser gelösten Kationen außer Natrium an sich zu ziehen
und mit entsprechenden Mengen Natrium auszutauschen.
Die Anionen werden davon nicht betroffen und bleiben unverändert. Auch die Radioaktivität geht dabei nicht verloren.
Das permutierte Wasser ermöglicht, die Wirkung der Kationen und die der Anionen gesondert zu studieren. Das permutierte Wasser kann im Bedarfsfall außerdem noch entemaniert oder konzentriert werden.

4. Herstellung von „s t ä r k e r r a d i o a k t i v e m T h e r -
m a l w a s s e r" durch künstliche Anreicherung mit Radon,
wodurch die radioaktive Wirkung noch deutlicher wird.

Außer diesen Versuchswässern benützte man für Ver-
gleichszwecke — deshalb die Bezeichnung Vergleichswässer
— gewöhnliches Gasteiner Leitungswasser, das man natur-
belassen oder in gleicher Weise wie das konzentrierte Thermalwasser einengte.

Für bestimmte Untersuchungen wurde ferner ein sog.
„Modellwasser" hergestellt, indem man unter Beiseitelassen
der Spurenelemente die wichtigsten im Thermalwasser enthaltenen Salze in von A b r a h a m c z i k berechneten und
auf den pH-Wert des Thermalwassers bezogenen Mengen
in destilliertem Wasser auflöste.

Für die Klärung der Frage, wie weit eine bestimmte
Wirkung der Gasteiner Therme mit der radioaktiven Eigenschaft oder aber mit jener als Wildwasser zusammenhängt,
scheint besonders die Benützung von Modellwasser aus-

sichtsreich, da dieses wirklich einwandfrei nichtradioaktiv gestaltet werden kann.

Diese Versuchs- und Vergleichswässer boten die Möglichkeit für biologische Experimente an pflanzlichen und tierischen Organismen.

Biologische Wirkungen an Pflanzen.

Nach F r e s e n i u s sind die einzelnen Heilquellenarten auch durch ihren Pflanzenwuchs an den Quellursprüngen charakterisiert, was sogar deren Unterscheidung ermöglicht. Die Quellfassungen haben freilich diese Pflanzen-, vor allem Algenrasen (wie bereits beim Badeschlamm erwähnt) fast vollständig zum Verschwinden gebracht.

Um Einblick in die biologischen Wirkungen und in die Eigenart der Therme zu erlangen, wurden nach Eröffnung des Gasteiner Forschungsinstitutes auch pflanzenbiologische Versuche begonnen. F. u. M. B u k a t s c h untersuchten z. B. den Einfluß des Thermalwassers auf Samenkeimung und Jugendwachstum der Keimlinge. Bei diesen Studien mußte besonders berücksichtigt werden, daß das Gasteiner Thermalwasser an Sauerstoff wesentlich untersättigt ist. Selbst nach raschem Abkühlen unter Luftzutritt erreicht es nur ein Drittel des normalen Sättigungswertes.

F. u. M. B u k a t s c h konnten nun bei ihren Samenkeimungs- und Wasserkulturversuchen an höheren Pflanzen zeigen, daß die Gasteiner Therme sowohl durch ihre Radioaktivität als auch durch ihren Mineralgehalt biologisch wirksam ist. Die beiden Forscher konnten bei ihren Versuchen fast immer eine deutliche Hemmung der Samenkeimung feststellen. Da eine solche Wirkung sonst nur bei langdauernder Einwirkung viel höherer Radondosen zu beobachten ist, wurde die Mitwirkung nichtradioaktiver Elemente vermutet. Weitere Untersuchungen ergaben tatsächlich, daß Glaubersalz, Fluor und Arsen den enzymatischen Abbau der Samenreservestoffe verlangsamen.

Diese Ergebnisse sind deshalb von Bedeutung, weil — wie erwähnt — S t o k l a s a (2) erst einige Jahre vorher eine keimungsfördernde Wirkung festgestellt hatte und weil vor den Untersuchungen von F. und M. B u k a t s c h auch K o s m a t h, H a r t m a i r u. G e r k e pflanzenbiologische Versuche unternommen hatten, wobei sie fanden, daß weder das Radon samt seinen Zerfallsprodukten einschließlich der im Gasteiner Thermalwasser gelösten radioaktiven Salze, noch seine anderen vom entemanierten Gasteiner Leitungswasser abweichenden chemisch-physikalischen Eigenschaften die Samenentwicklung nach Quellung in diesen Wässern merklich anregen.

Für die Beurteilung all' dieser Versuchsergebnisse muß berücksichtigt werden, daß die für die Versuche ausgewählten Samen und Pflanzen nicht immer von derselben Art und auch nicht von derselben Empfindlichkeit waren; weiters daß die Bedingungen der Versuche hinsichtlich Einwirkungsdauer und Dosis nur bei den Untersuchungen von K o s m a t h, H a r t m a i r und G e r k e auf die bei einer Gasteiner Kur üblichen bezogen wurden.

Schon für die Radonwirkung allein, gleichgültig ob diese Mikroorganismen oder höhere Pflanzen betrifft, sind nach J a n k e folgende Punkte zu beachten:

1. Das Radon wirkt — ähnlich wie andere äußere Einflüsse — auf verschiedene Vorgänge in der Zelle in geringer Konzentration anregend, in höherer hemmend und in besonders hohen Dosen zerstörend (A r n d t - S c h u l z -sches Gesetz bzw. Dreiphasentheorie von N a d s o n).

2. Wiederholte geringe Radondosen steigern die Wirkung.

3. Das Reaktionsvermögen von Organismen auf Radon kann durch Anwesenheit anderer Elemente erheblich gesteigert werden.

4. Die Ergebnisse sind nach der jeweiligen Versuchsanordnung verschieden, und zwar je nachdem, ob mehr α- oder aber mehr β- und γ-Strahlen zur Wirkung kommen.

F. u. M. B u k a t s c h prüften nicht nur den Einfluß auf die Keimung von Samen, sondern auch auf die Jugendentwicklung von aus Samen hervorgegangenen Pflanzen. Dabei wurde stets eine ausgesprochene Wachstumsförderung festgestellt. Durch Wechsel der Versuchsbedingungen zeigte sich, daß für diese Förderung nicht allein die Radioaktivität, sondern insbesondere der B o r s ä u r e g e h a l t des Gasteiner Thermalwassers ausschlaggebend ist. Die Borsäure steigert deutlich die Wurzelentwicklung und den Gesamtertrag bei Thermalwasserkulturen.

Auch S c h i l l e r hatte Pflanzenkulturen in Thermalwasser und in gewöhnlichem Trinkwasser verglichen. Bei den Thermalwasserkulturen kam es zu vermehrter Assimilation, d. i. Aufbau von Pflanzengewebe aus Nährstoffen, und ferner zu gesteigertem Wachstum. S c h i l l e r folgerte unter Berücksichtigung von Pflanzenversuchen, die S t o k - l a s a (1) in künstlich bereiteten Radonlösungen verschiedener Stärke vorgenommen hatte, daß die günstigen Ergebnisse bei Thermalwasserkulturen auf dem b e s o n d e r s g e e i g n e t e n Grad an Radioaktivität beruhen.

Zu dem auffallenden Ergebnis, daß unter dem Einfluß der Gasteiner Therme die Samenkeimung gehemmt, das spätere Wachstum der gleichen Pflanzen aber entschieden gefördert wird, nahmen F. u. M. B u k a t s c h folgenderweise Stellung:

„Nachdem S c h i l l e r (1935) an Wasserpflanzen die assimilationsfördernde Wirkung der Thermen Gasteins und der eine von uns (1938) die Begünstigung der Photosynthese durch das im Thermalwasser enthaltene Bor erwiesen hat, ist der unmittelbare Zusammenhang zwischen Wachstum und Assimilation nicht zu übersehen: sind doch in beiden Fällen die gleichen Elemente für die Förderung der genannten Prozesse verantwortlich.

Für das Keimungsstadium dagegen, das sich im Dunkeln abspielt und in dem wohlentwickelte Assimilationsorgane noch nicht entwickelt sind, ist als radioaktive und als chemische Wirkung der im Wasser vorhandenen Stoffe wohl nur eine Beeinflussung des Quellungszustandes der Plasmakolloide sowie der Spaltungsgeschwindigkeit der Speicherstoffe im Samen möglich. (Z l a t a r o f f [1934] berichtet über die Rolle von Metallionen als Aktivatoren der enzymatischen Reservestoffspaltungen bei Samenkeimung). Anders liegen die Verhältnisse bei der Wasserkultur; hier setzt die Photosynthese alsbald in vollem Umfang ein; mit der Vergrößerung der transpirierenden Blattfläche und der vorbedingten stärkeren Wurzelentwicklung kommt es zu einer reichlichen Stoffversorgung der Pflanzen im Thermalwasser. Mit dem Saftstrom gelangt das Bor in die eigentlichen Assimilationsorgane, die Blätter, wo es eine Steigerung der Stoffbildung bewirkt."

Schon F. u. M. B u k a t s c h führten die bei ihren Versuchen beobachteten Effekte auf eine veränderte Wirkung der Enzyme zurück.

Zu ähnlichen Feststellungen kam auch J a n k e bei Prüfung der Einwirkung von Radon sowie von Gasteiner Thermalwasser auf Mikroorganismen im Jahre 1937. J a n k e fand, daß Gasteiner Thermalwasser die Zellvermehrung bei Sproßpilzen verstärkt und daß dies vor allem durch dessen Radongehalt bewirkt wird; ferner, daß außer dem Radongehalt noch ein anderer Faktor mitwirkt, und daß schließlich, im Gegensatz zur fördernden Wirkung auf die Zellvermehrung, die alkoholische Hefegärung gehemmt wird. J a n k e schloß daraus, daß es sich bei der Thermalwasser- und Radonwirkung um eine Förderung der Oxydationsvorgänge und damit um eine H e b u n g d e s s o g. R e d o x - P o t e n t i a l - N i v e a u s handelt. Experimente bestätigten diese Annahme, wenngleich der Beweis vorerst nur mittels k ü n s t l i c h e n Radonlösungen gelang.

Wenn auch die biologischen Versuche an Pflanzen noch keine endgültige Klärung hinsichtlich der Art des Einflusses der Gasteiner Therme auf die Enzyme und deren Wirkung erbringen konnten, so beweisen doch bereits die bisherigen Ergebnisse, daß die Gasteiner Therme tatsächlich eine s p e - z i f i s c h e b i o l o g i s c h e W i r k k r a f t besitzt.

Die Wirkung auf Wundbakterien.

Außer dem Einfluß des Thermalwassers auf Pflanzen wurde auch jener auf Bakterien studiert.

Die altbekannte Tatsache, daß schwer heilende Wunden durch Gasteiner Thermalwasser günstig beeinflußt werden, veranlaßte F. B u k a t s c h (1), die Wirkung der Gasteiner Therme auf Wundbakterien, vor allem Bac. proteus, Strepto- und Staphylococcen zu prüfen. Während die mineralischen Bestandteile des Gasteiner Thermalwassers das Wachstum dieser Bakterien eher förderten, erwies sich, wie nachfolgende Tabelle zeigt, dessen Radioaktivität als hemmend. Das

Tab. 8. E n t w i c k l u n g v o n S t r e p t o k o k k e n, P r o t e u s- u n d C o l i b a z i l l e n i m W a s s e r v e r s c h i e d e n e r G a s t e i n e r T h e r - m e n. U n t e r s u c h u n g 18 S t u n d e n n a c h E i n s a a t, 37^0 [nach F. B u k a t s c h (1)].

Therme	Rn-Gehalt nC/l	Relative Keimdichte in % d. Wertes in Leitungswasser		
		Streptokokken	Proteus	Coli
Franzensquelle	0 bis 0,2	111		112
Gasteiner Trinkwasser	0,7	100	100	100
Mischthermalwasser . .	22	96	83	88
Doktorquelle	44,5	89	67	87
Elisabeth-Hauptquelle .	66,6	88	68	83
Sophienquelle	92,4	81	65	74
Fledermausquelle . . .	121,0	75	58	61

Ausmaß dieser Hemmung fand F. B u k a t s c h (1) jedoch in keinem entsprechenden Verhältnis zu dem der besseren Wundheilung; viel naheliegender erscheint als deren Ursache das unter der Thermenwirkung gesteigerte körperliche Gesamtleistungsvermögen. Es wäre nach F. B u k a t s c h (1)

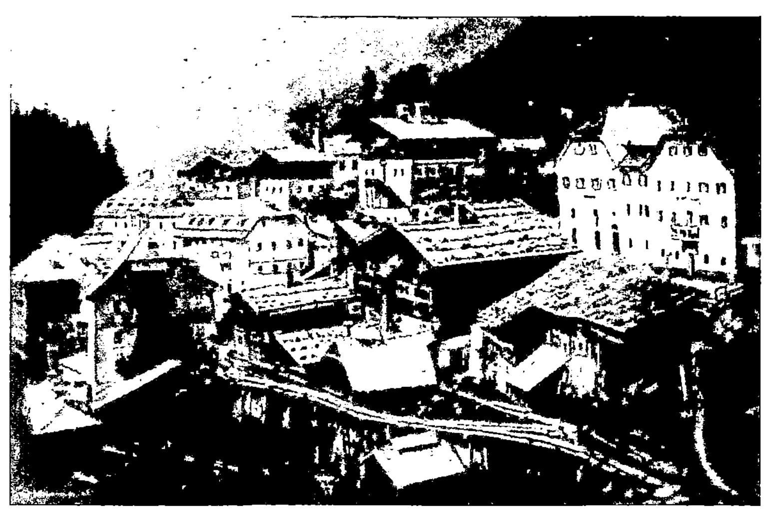

Noch im Jahre 1865 wurde das Thermalwasser den einzelnen Kurhäusern durch obertags geführte, einfache Holzröhren zugeleitet.

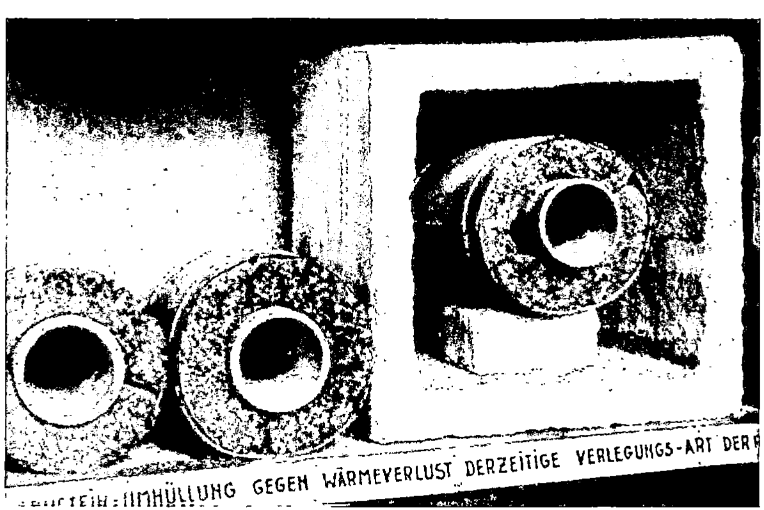

Wie die Schausammlung des Museums in Badgastein zeigt, erfolgt heute die Thermalwasserverteilung mittels gußeiserner, innen emaillierter Rohre, die durch eine Korksteinumhüllung gegen Wärmeverluste geschützt und in Betonkanälen unter dem Boden verlegt sind.

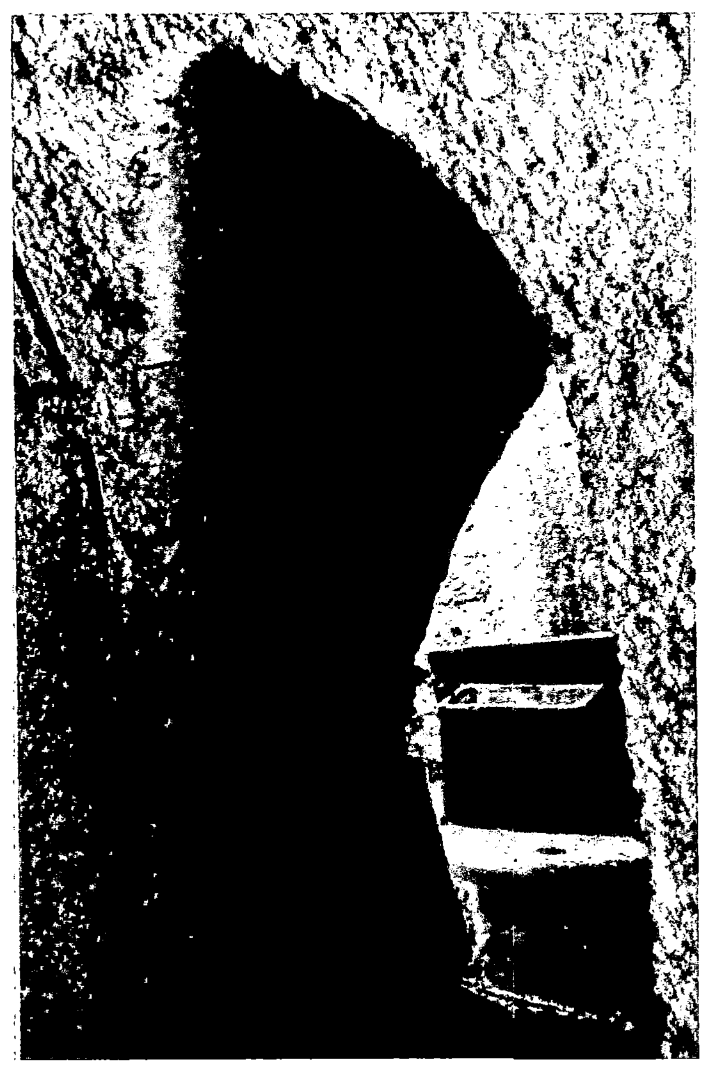

Die Elisabeth-Quelle

entsteht, so wie andere Gasteiner Quellen, aus mehreren Austritten, die durch Seiten-
stollen vom Hauptstollen aus zugänglich sind. Der hier abgebildete Nordaustritt erfolgt unter dem Boden, ist allseits gegen Emanationsverluste abgeschlossen und auch
die Einblicköffnung wird durch den — nur für die Aufnahme abgenommenen — Deckel
gegen Gasaustritt geschützt. Der Stollen ist neuzeitlich ausgekleidet.

jedoch denkbar, daß, ähnlich wie durch Radon die Lichtentwicklung bei den Leuchtbakterien stärker gehemmt wird als das Wachstum, auch bei den Eiterbakterien, deren Virulenz mehr verringert wird als deren Vermehrungsfähigkeit.

Biologische Wirkungen auf tierische Organismen.

Die biologische Wirkkraft der Gasteiner Therme wurde auch an tierischen Organismen ausprobiert. Schon im Jahre 1926 berichtete S c h n e y e r (2) über die Wirkung des Thermalwassers auf befruchteten Froschlaich (Rana esculenta). Dabei wurde die Entwicklung der Froscheier etwas verzögert, das Wachstum der Kaulquappen jedoch beschleunigt gefunden. So erreichten die aus kaltem Thermalwasser ausgekrochenen Embryonen in wenigen Wochen die doppelte Größe gegenüber den in gewöhnlichem Trinkwasser gezüchteten und hatten größere Lebensdauer. Da diese Wirkung jener bei Thymuszusatz zum Zuchtwasser ähnlich ist, schloß S c h n e y e r (2) auf Beeinflussung der inneren Drüsentätigkeit durch die Gasteiner Therme.

Die Anregung fermentativer und hormonaler Vorgänge, wie sie sich aus den verschiedenen Versuchen ergeben hatte, ferner die immer wieder behauptete verjüngende Wirkung der Gasteiner Therme, legten es nahe, nach etwa im Gasteiner Thermalwasser enthaltenen Hormonen zu suchen. Dies schien nicht ganz aussichtslos, da schon mehrmals in Steinkohle, Torfmoor u. ä. Sexualhormone nachgewiesen worden waren. Diesbezügliche Versuche von H a e m p e l u. G l a s e r unter Verwendung des sog. „Bitterlingtestes" verliefen aber negativ. Bitterlingweibchen und -männchen spritzte man eingedampftes Thermalwasser ein. Weder zeigte sich Hochzeitsfärbung, noch Wachstum der Legeröhre, was als positives Resultat hätte gewertet werden können. Auch ähnliche Versuche von G e r k e (6) blieben erfolglos. Da weder derartige Stoffe, noch ein unmittelbarer Einfluß auf innere Drüsen festgestellt werden konnte, dürfte nach H a e m p e l u. G l a s e r der therapeutische Effekt bloß in sog. unspezifischer Reizwirkung auf den innersekretorischen Drüsenapparat bestehen.

F r ö h l i c h verglich die Lebensdauer von Wasserflöhen (Daphnia pulex) im Gasteiner Thermalwasser mit jener im Tümpelwasser, aus dem die Versuchstiere stammten; beide Male unter Luftabschluß. In zahlreichen, unter strengsten wissenschaftlichen Bedingungen durchgeführten Versuchen zeigte sich, daß die Daphnien im Thermalwasser beträchtlich länger lebten als im Tümpelwasser, also dem Wasser ihres normalen Milieus, trotzdem ersteres nur halb so viel Sauerstoff enthielt als das letztere. Zwecks Klärung der Ursache, die scheinbar im Radongehalt lag, wiederholte man die Versuche mit Thermalwasser, das 5 Jahre lang in einer Flasche verschlossen aufbewahrt und deshalb als radonfrei anzusehen war, und vermißte tatsächlich die mit dem frischen Thermalwasser erzielte Wirkung. Benützte man aber f r i s c h entemaniertes Thermalwasser, dessen Sauerstoffgehalt nach dem Durchquirlen wieder auf den ursprünglichen Wert gebracht worden war, so zeigte sich doch noch ein, wenn auch schwächerer, lebensverlängernder Einfluß. Deshalb nahm F r ö h l i c h neben der Wirkung des Radongehaltes auch eine Mitwirkung, vermutlich von Spurenelementen, an. Auf Grund der Versuchsergebnisse hält es F r ö h l i c h für wahrscheinlich, daß durch das Gasteiner Thermalwasser der Stoffaufbau gesteigert, die oxydativen Stoffvorgänge, also der Stoffabbau, hingegen nicht gefördert, vermutlich sogar abgeschwächt werden, was die verlängerte Lebensdauer bei geringem Sauerstoffangebot erklären würde.

F. B u k a t s c h (2) stellte ebenfalls an Wasserflöhen Thermalwasserversuche an, zu welchen er durch Untersuchungen von Z w a a r d e m a k e r angeregt wurde. Es war bekannt, daß ausgeschnittene Froschherzen, die anstatt mit Blut mit einer Salz-, der sog. Ringerlösung durchströmt werden, zu schlagen aufhören, wenn man dieser Lösung das Kalium entzieht; Z w a a r d e m a k e r glaubte, daß die β-Strahlung des Kaliums für die Automatie des Herzschlages wesentlich sei und der Herzstillstand nach Kaliumentzug auf dem Fehlen der β-Strahlung beruhe. Ausgehend von dieser Annahme wollte er die nach Kaliumentzug erloschene Herzautomatie durch andere radioaktive Stoffe wieder erwecken, doch hielten seine Versuche späteren Nachprüfungen nicht stand. Da durch diese Experimente das Problem einer Beeinflussung des Herzschlages durch radioaktive Strahlung nochmals aufgeworfen worden war, wollte B u k a t s c h (2) den Einfluß der natürlichen Radioaktivität des Gasteiner Thermalwassers bei Daphnien untersuchen. Der Wasserfloh, Daphnia magna, schien dafür besonders geeignet, vor allem als Süßwasserorganismus, der direkte Beobachtung des Herzens ohne operatives Bloßlegen ermöglicht und der für die geringe Reichweite der α-Strahlung des Radons klein genug ist; außerdem gilt sein Organismus als gut erforscht, und überdies sind Daphnien leicht zu beschaffen. Das Herz des Wasserflohes schlug unmittelbar nach dem Einsammeln sehr rasch; nach mehrtägiger Aufbewahrung in Gläsern mit ursprünglichem Tümpel- oder auch gewöhnlichem Gasteiner Leitungswasser wurden jedoch die Herzschläge gut zählbar. Unter äußerst genauen Versuchsbedingungen wurden über 100 Versuchstiere beobachtet. Bei Ersatz des Tümpel- durch gewöhnliches Leitungstrinkwasser blieb die Pulsfrequenz fast immer unverändert, während sie bei destilliertem Wasser teils unverändert blieb, teils langsamer wurde. Ersetzte man das Tümpelwasser jedoch durch Thermalwasser von gleicher Temperatur, so wurde der Herzschlag anfangs regelmäßig beschleunigt, maximal in 1 — 3 Minuten um 6 — 30% des mittleren Ausgangswertes. Anschließend — und zwar ebenso regelmäßig — verlangsamte sich der Puls, nach 10 — 15 Minuten sogar unter den Ausgangswert, worauf er schließlich wieder mehr oder weniger gleichbleibend wurde. Bei entemaniertem Thermalwasser fehlte die Steigerung,

nicht jedoch die Verlangsamung. Demnach lag die Ursache
für die Beschleunigung in der Radioaktivität, jene für die
Verlangsamung jedoch in der chemischen Wirkung des
Thermalwassers. In vielen Fällen ließ sich nämlich die Verlangsamung durch Rückbringen in gewöhnliches Leitungswasser wieder ganz oder weitgehend beheben. Zur weiteren
Klärung prüfte F. B u k a t s c h (2) die Wirkung von künst-
lichem Radonzusatz. Bei entsprechendem Radonzusatz zu
destilliertem, ebenso zu Gasteiner oder Wiener Leitungswasser, wirkten diese Wässer ähnlich beschleunigend wie Gasteiner Thermalwasser; auch folgte der Beschleunigung eine
Verlangsamung des Pulses. Stets war diese Verlangsamung
größer als beim selben Wasser ohne Radongehalt. Die Verlangsamung im entemanierten Thermalwasser, also o h n e
Radongehalt, erwies sich jedoch als trotzdem noch stärker
als jene in destilliertem Wasser m i t Radonzusatz. Nachfolgende Tabelle bringt dies deutlich zum Ausdruck.

Tab. 9. M i t t l e r e V e r ä n d e r u n g d e r S c h l a g z a h l d e s D a p h -
n i e n h e r z e n s, (Mittelwerte aus je 5 Versuchen) a u s g e d r ü c k t
in % d e r u r s p r ü n g l i c h e n F r e q u e n z [nach F. Bukatsch (2)].

Versuch in	Maximale Frequenz-zunahme	Frequenzabnahme bestimmt 30 Minuten nach der Uebertragung
Entemaniertes Thermalw.	—	19,5%
Thermalwasser	14,1%	23,8%
Destilliertes Wasser	—	9,4%
Destilliertes Wasser mit Zusatz von 36 nC/Liter	11,0%	14,0%

Gerade die Überlegenheit des entemanierten Thermalwassers trotz fehlendem Radon über das destillierte Wasser
mit Radon bestätigte wiederum die Mitwirkung nichtradioaktiver Stoffe. In weiteren Versuchen wurde auch die unter-
ste noch wirksame Radonmenge festgestellt und bei 11 bis
13 nC/Liter gefunden. Das Wirkungsausmaß selbst aber blieb
stets dasselbe, selbst wenn man den Radonzusatz bis auf

3000 nC/Liter erhöhte. So gilt also auch für die Reaktions-
weise des Herzens auf Radon das sog. Alles- oder Nichts-
Gesetz, d. h. daß j e d e r überschwellige Reiz immer die
m a x i m a l e Reaktion auslöst. Die Werte der kleinsten
noch wirksamen Radonmengen waren fast gleich groß wie
der von Z w a a r d e m a k e r ermittelte Wert von etwa
18 nC/Liter.

Brachte man Daphnien vom Tümpelwasser in unveränder-
tes Gasteiner Leitungswasser, kam es, wie erwähnt, zu keiner
Pulsverlangsamung. Selbst zehnfach konzentriertes Leitungswasser verlangsamte den Pulsschlag nur wenig: nach halb-
stündiger Einwirkung nur um 6% gegenüber 26% in zehnfach konzentriertem, gleichzeitig durch das Erhitzen auch
entemaniertem Thermalwasser. Auch dieser Befund wies auf
die zusätzliche Wirkung der nichtradioaktiven Stoffe des
Gasteiner Thermalwassers hin.

So hatte sich also in zahlreichen Versuchen eindrucksvoll
die Wirksamkeit des Gasteiner Thermalwassers auch im
sog. entemanierten, also radonlosen Zustand gezeigt. Nach
E p s t e i n wäre aber selbst die Wirkkraft des e n t emanierten
Thermalwassers als eine und zwar schon v o r Entfernung des
Radons entstandene Wirkung der Radioaktivität anzusehen.
Im Gasteiner Thermalwasser sei nämlich nach E p s t e i n
vermutungsweise ein Teil der darin enthaltenen Stoffe in
sog. kolloidaler Lösung, d. h. in feinster Verteilung in
Flüssigkeit schwebend. Durch die elektropositive α-Strah-
lung, welche die einzige Strahlungsart des Radons darstellt,
werden diese feinsten Schwebeteilchen im Wege elektrischer
Umladung und Zusammenlagerung vergrößert; der Dispersi-
tätsgrad, wie man es auch ausdrückt, wird vergröbert, was
schließlich sogar zum Ausfall aus der Lösung, zur sog. Aus-
flockung der Kolloide führen kann. Diese Zustandsänderung
der feinstverteilten Schwebeteilchen, der Kolloide, ist praktisch irreversibel, d. i. nicht mehr umkehrbar. Durch die
α-Strahlung des Radons würden daher die in Kolloidform

im Thermalwasser befindlichen Stoffe für b l e i b e n d in ihrem Zustand und demzufolge auch in ihrer Wirkung geändert, selbst wenn das Radon nachträglich entfernt wird.

Zu den Einwänden E p s t e i n s kommt noch die Tatsache, daß es weder bei den angewandten Verfahren zur Entemanierung noch bei jenen zur Konzentrierung gelingt, das Thermalwasser wirklich vollständig inaktiv zu machen, da mit den gasförmigen Emanationen die, wenn zwar nur in geringen Mengen vorhandenen, radioaktiven Elemente in f e s t e r Form nicht mitentfernt werden können. Wirkungen des entemanierten oder des konzentrierten Thermalwassers können daher nicht als solche eines völlig inaktiven Wassers angesprochen werden.

Vielleicht ist es zweckmäßig, in diesem Zusammenhang auf das mögliche Vorhandensein von n a t ü r l i c h e n sog. radioaktiven Isotopen hinzuweisen, deren k ü n s t l i c h e Darstellung dem Forscherehepaar I r è n e C u r i e - F r é - d é r i c J o l i o t im Jahre 1934 gelang.

Versuche mit der sogenannten Traubezelle.

Bei dieser Sachlage schien es schwierig, zu beweisen, daß außer der Radioaktivität auch andere Bestandteile des Gasteiner Thermalwassers an dessen Wirkung teilhaben. Zwei Untersuchungsmittel erwiesen sich zur Klärung dieser Frage von großem Nutzen: das schon besprochene sog. Modellwasser und die nach T r a u b e benannte Ferrocyankupferzelle. Das Modellwasser kann in seiner Zusammensetzung ganz dem Versuchszweck angepaßt werden. Es läßt sich nicht nur vollkommen frei von Radioaktivität gestalten: durch die jeweilige Beigabe von einzelnen oder gleichzeitig mehreren Elementen in genau berechneten Mischungen und Mengen ist es auch den Versuchsbedingungen in geeignetster Form anpaßbar.

Sollen Stoffe aufeinander einwirken, ist ihre unmittelbare Berührung notwendig, was nur möglich ist, wenn die trennende Zwischensubstanz überwunden wird. Dies gelingt einem radioaktive Strahlen aussendenden Stoff wesentlich leichter als einem nichtradioaktiven. Wohl hängt die Durchdringlichkeit für Strahlen auch von der Materie ab. Man spricht von verschiedener Dichte; auch ist sie unterschiedlich je nach der Strahlenart; nichtsdestoweniger aber ist die Trennung durch Raum und durch Zwischensubstanz für Stoffe mit Strahlenwirkung viel eher überwindbar als für solche mit bloß chemischer Wirkkraft. Grenzschichten hindern besonders stark. Je nachdem, ob es sich nur um dünne Zellmembranen oder aber um massive Abgrenzungen wie z. B. die Hautdecke handelt, ist deren Dichte und damit deren Durchlässigkeit, die sog. Permeabilität, verschieden. Der Grad der Permeabilität ist nicht gleichbleibend, sondern schwankt zufolge zahlreicher Einflüsse.

Für das Studium der Permeabilität bietet gerade die Traubezelle beste Möglichkeiten. Sie ist ein künstliches Gebilde, das durch Hineinwerfen eines Stückchens Ferrocyankalium in eine Kupfersulfatlösung entsteht; daher der ursprüngliche Name Ferrocyankupferzelle. An der unmittelbaren Berührungsfläche der beiden chemisch verschiedenen Stoffe kommt es zu deren Verbindung. Es entsteht Ferrocyankupfer, das als dünner Niederschlag die ganze Außenfläche des Ferrocyankaliumstückchens überzieht. Die Niederschlagshaut ist durchlässig; in diesem Stadium zwar nur für Wasser. Zufolge des Konzentrationsausgleichs, der sog. Osmose, kommt es zum Einströmen von Wasser. Die Niederschlagshaut hebt sich dabei vom Ferrocyankaliumstück ab und wird so zu einem sackähnlichen Gebilde. Durch weiteres Einströmen von Wasser wird der Sack gedehnt, so daß er an der Kuppe platzt. Durch neuerliche Niederschlagsbildung wird das Loch zwar sofort wieder geschlossen, aber immer wieder spielt sich derselbe Vorgang ab: neuerlicher Wassereinstrom, Überdehnung, in deren Folge das Entstehen eines Risses und dessen sofortigen Verschluß durch neuen Niederschlag.

S c h e m i n z k y beschrieb an Hand sorgfältiger Beobachtungen, wie sich auf diese Weise ein nach aufwärts wachsender Schlauch bildet. Neben dem Wachsen in die Höhe ist auch ein ähnliches in der Dicke und in der Fläche zu verzeichnen. Dabei ändert sich der seiner Natur nach kolloidale Niederschlag. Wie bei allen Niederschlägen kommt es allmählich zur Vergröberung, sogar Kristallisation der ihn bildenden Feinstteilchen, was man Altern des Niederschlages, resp. der Kolloide nennt. Durch diese Strukturvergröberung treten in der Niederschlagshaut kleinste Poren auf; aber auch in diesen bildet sich neuer Niederschlag und damit ein Verschluß. Der zeitliche Ablauf dieser Alterungsvorgänge kann nun, wie S c h e m i n z k y und seine Mitarbeiter zeigen konnten, durch verschiedene Triebkräfte beeinflußt werden, so z. B. durch Temperatur, Belichtung, elektrische Durchströmung sowie chemische Einwirkungen aller Art. Mit dem Altern wird die anfangs hellgelbe und durchsichtige Traubezelle dunkelbraun und undurchsichtig. Auch ihre Gestalt ändert sich: die Wände legen sich aneinander, von außen durch die Bildung von Falten und Runzeln erkennbar, und zwar zuerst am Zellfuß. Zu gleicher Zeit kommt es zu einem Wachstumsstillstand. Später tritt ein neuerliches plötzliches Höhenwachstum auf, die sog. Degenerationsphase, welche mit dem Zerfall der Zelle endet. Wird nun, wie es S c h e m i n z k y tat, anstatt Aqua destillata Gasteiner Thermalwasser zum Lösen des Kupfersulfates benützt, so werden ausgesprochen die Degenerationsvorgänge gehemmt, während das vorhergehende Wachstum unbeeinflußt bleibt. Die Lebensdauer der Traubezelle kann so bis um 38% erhöht werden. Durch Parallelversuche in schon besprochenen Versuchs- und Vergleichswässern konnte S c h e m i n z k y nachweisen, daß weder der Gehalt an gelösten festen Stoffen als solcher, noch die alkalische Reaktion, noch der Gehalt an gelöstem gasförmigen Radon, sondern vielmehr chemische Eigenschaften, die schon dem quellfrischen Thermalwasser innewohnen, als Ursache zu betrachten sind. Da das Altern in einer Vergröberung der Kolloide besteht, müssen bestimmte Stoffe des Gasteiner Thermalwassers speziell auf diesen chemisch-physikalischen Vorgang verzögernd wirken. In weiteren Versuchen konnte S c h e m i n z k y feststellen, daß diese Wirkung auf sog. Spurenelemente des Thermalwassers, und zwar in Spuren vorhandene Anionen, zurückzuführen ist. Weitere Versuche werden zeigen, welcher Natur diese Spurenelemente sind. Wahrscheinlich beeinflußt nach v. W i k u l l i l das besondere Ionengemisch des Gasteiner Thermalwassers auch die Permeabilität der Zellen.

Von der entgiftenden Wirkung.

Seit langem zählen chronische Vergiftungen zu den Anzeigen für eine Gasteiner Kur. G l a s e r , H a e m p e l u. R a n f t l wollten die entgiftende Eigenschaft auch experimentell nachweisen.

Schon französische Forscher, u. a. B i l l a r d , P e r r i n , G u é n o t , wiesen darauf hin, daß bestimmte Heilwässer, nach V i o l l e und G i b e r t o n besonders die radioaktiven, eine innerlich entgiftende, eine sog. anagotoxische Wirkung besitzen.

G l a s e r , H a e m p e l u. R a n f t l bedienten sich für ihre Versuche im Jahre 1938 des sog. Spartein-Testes. Als Versuchstiere benützten sie Meerschweinchen und Mäuse. Die tödliche Wirkung der letalen Dosis an Spartein, aufgelöst in gewöhnlichem Wasser, wurde bei Verwendung von Gasteiner Thermalwasser aufgehoben. Dies unter der Voraussetzung, daß entsprechende Mengen verwendet wurden. Nach Meinung der Untersucher handelt es sich dabei jedoch nicht um eine d i r e k t e Einwirkung des Thermalwassers und seiner Bestandteile, sondern um eine i n d i r e k t e zufolge Reiz auf innersekretorische Drüsen, Abwehr- und sonstige Stoffwechselvorgänge. Da das für den Versuch benützte Thermalwasser der Quelle schon lange entnommen war, dürfte die Radioaktivität dabei nicht mitgewirkt haben, weshalb die Untersucher noch stärker entgiftende Wirkung bei Verwendung von quellfrischem radonhältigen Thermalwasser erwarten. Eine diesbezügliche Probe wäre auch deshalb von Interesse, weil M a s c h e r p a (1) fand, daß Radon die Giftigkeit von Strychnin, Morphin und Chloroform verstärkt.

Da für die Versuche Tiere von sehr verschiedenem Lebendgewicht benützt worden waren, wurden die Ergebnisse dieser Versuche von verschiedenen Forschern angegriffen. Auch H e i t e, der sich ebenfalls mit dieser Frage beschäftigte, lehnte Schlußfolgerungen aus diesen Versuchen ab, da bei der Auswahl der Tiere für die Versuche deren unterschiedliche Giftempfindlichkeit nicht berücksichtigt worden sei. G l a s e r u. R a n f t l nahmen zu diesem Einwurf Stellung und erklärten, daß H e i t e bisher lediglich die tödliche Dosis bei den von ihm verwendeten Mäusen bestimmt habe. Um aber urteilen zu können, sei darüber hinaus die Bestimmung auch jener Dosis Thermalwasser notwendig, welche die Giftwirkung aufhebt. Sicherlich würde dies den Wert des Sparteintestes bestätigen.

Der Fervor-Effekt.

Im Jahre 1941 berichtete V o u k über den Einfluß von unter Druck erhitztem Wasser auf das Pflanzenwachstum. Es hatte sich nämlich gezeigt, daß sich bei dessen Verwendung als Pflanzennährboden besondere Wirkungen erzielen ließen, und zwar ähnlich jenen, die F. u M. B u k a t s c h bei ihren Pflanzenversuchen mit Gasteiner Thermalwasser beobachtet hatten. Dadurch ergab sich die Frage, ob nicht überhaupt die Wirkung des Thermalwassers bloß die eines überhitzten Wassers sei.

Durch feuchtheiße Sterilisation des Nährbodens kann der Pflanzenertrag gesteigert werden. Dies trifft nicht nur dann zu, wenn man Erdreich, sondern auch wenn man eine Nährlösung als Keimboden verwendet.

Zieht man Senf, Buchweizen u. a. in künstlicher Nährlösung auf, die man vorher $2 \times$ je 1 Stunde lang mittels heißem Dampf bei $2^1/_2$ Atm. auf 137^0 erhitzt hat, kommt es zu gewaltiger Wachstumssteigerung, sogar bis um das Doppelte. Dasselbe beobachtet man bei Kultur in Erdreich, das in gleicher Weise erhitzt oder, wie V o u k es benannte, „fervorisiert" wurde.

Was die Ursache dieser Wirkung, des sog. Fervoreffektes, betrifft, so könnte man beim Erdreich an die Vernichtung der Bodenbakterien denken. Einer solchen Erklärung steht jedoch die Tatsache entgegen, daß der Fervoreffekt bei künstlichen Nährlösungen, also ohne Bakteriengehalt, ebenfalls auftritt. Demzufolge ist anzunehmen, daß diese Wirkung nicht durch Sterilisation, sondern durch stoffliche Veränderungen des Nährbodens zustandekommt.

Der Fervor-Effekt zeigt sich selbst dann, wenn man destilliertes Wasser für sich allein fervorisiert, die Nährsalze aber erst nachträglich und nicht fervorisiert zusetzt.

Im Gegensatz zu gewöhnlichem Wasser wirkt fervorisiertes Wasser auf die Keimung hemmend, auf das Wachstum jedoch fördernd. Fervorisiertes Wasser wirkt sogar stärker als fervorisierte Nährlösung.

Das Wesen dieses Fervor-Effektes ist noch unbekannt. Auffallend ist die Ähnlichkeit mit jener Wirkung, die F. u. M. B u k a t s c h bei Pflanzenversuchen mit Gasteiner Thermalwasser beobachteten. V o u k hält es deshalb nicht für ausgeschlossen, daß auch die biologische Wirkung der Thermalwassers lediglich auf dessen Veränderung durch Überhitzung unter Überdruck im Erdinnern, also auf natürlicher Fervorisation beruht. Die Badereaktion würde dann gewissermaßen dem Fervoreffekt entsprechen.

Diese sehr bemerkenswerten Versuchsergebnisse konnten bisher noch nicht nachgeprüft werden, doch glaubt S c h o b e r, daß durch die von V o u k angewandte große Gewalt der innere Aufbau des Wassers durch Auseinanderfallen der Molekülverbände (man nennt dies Entpolymerisierung) geändert wurde. Dadurch wäre das fervorisierte Wasser demjenigen ähnlich, das frisch aus Dampf entstanden, ebenfalls nur schwach polymerisiert, im inneren Aufbau also weniger vielgestaltig ist. Gleich wie die innere Strukturänderung, sei nach S c h o b e r dementsprechend auch der Fervorzustand als biologisches Reizmittel aufzufassen. Ausdruck dieses Reizes sei dann die sog. Bäderreaktion.

Bekanntlich haben A r n o l d Z i m m e r von der B i e r - s c h e n Klinik mit destilliertem Wasser und später d i G a s p e r o mit Kondenswasser ebenfalls Wirkungen in Form von Bäderreaktionen erzielt. Diese auffallende Wirkungs-ähnlichkeit von destilliertem Wasser, Kondenswasser und Thermalwasser und schließlich auch von fervorisiertem Wasser dürfte nach S c h o b e r mit der im Prinzip gleichen Entstehungsweise zusammenhängen. Alle diese Wasserarten stellen frisch aus Dampf- in flüssige Form übergegangenes Wasser dar.

Versuche am menschlichen Organismus.

Abgesehen davon, daß Versuche am Menschen schwer durchführbar, noch schwerer aber zu deuten sind, wurden auch, verglichen mit der großen Zahl von Experimenten an anderen Objekten nur wenige am Menschen selbst durchgeführt. Die Wirkungs-, Beobachtungs- und Untersuchungsergebnisse bei der Gasteiner Kur sollen in diesem Zusammenhang nicht erwähnt werden.

Schon K n a f f l - L e n z, ferner M a s c h e r p a (2) hatten nachgewiesen, daß Radon tierische rote Blutkörperchen auflöst, also hämolytisch wirkt. Auch hatten Versuche M a s c h e r p a s (1) ergeben, daß g r o ß e Radonmengen Eiweiß verändert, eine sog. Denaturierung verursacht. L e p e s c h k i n stellte sich sodann im Jahre 1938 die Aufgabe, die Wirkung des Gasteiner Thermalwassers und auch jene des Radons auf m e n s c h l i c h e Blutkörperchen zu prüfen. Er konnte feststellen, daß große Radonmengen die

Auflösung der menschlichen roten Blutkörperchen fördern, kleine, ähnlich jenen im Gasteiner Thermalwasser, jedoch hemmen, ein Umstand, der bei der Bereitung von sog. Blutkonserven eine Rolle zu spielen scheint. Bei Verwendung von Thermalwasser ergab sich die merkwürdige Tatsache, daß die Hemmung erst nach Verdünnung des radonhältigen mit entemaniertem Thermalwasser auftrat. Nach L e p e s c h k i n enthält das Gasteiner Thermalwasser vermutlich eine unbekannte gasförmige Substanz, welche hämolysefördernd wirkt, die aber durch das Entemanieren, gleich wie das Radon, aus dem Wasser entfernt wird.

Es wurden aber nicht nur Reagenzglas-Versuche durchgeführt, sondern auch solche am lebenden Menschen, wie z. B. die Experimente von M u c k mittels des sog. Adrenalin-Sondenversuchs (A.S.V.). Schon die Tierversuche von B y - c h o w s k a y a u. a. hatten ergeben, daß Radon mit seinen α-Strahlen gefäßerweiternd, die β-Strahlen seiner Zerfallsprodukte hingegen gefäßverengend wirken. Des weiteren hatte man gefunden, daß mit starken mechanischen oder thermischen, wie auch elektrischen Reizen die Funktion der Gefäßnerven beeinflußt werden kann. Dies veranlaßte M u c k, auch die Einwirkung von radioaktiven Reizen mit dem von ihm stammenden A.S.V. zu überprüfen.

Bei dieser biologischen Reaktion am Menschen unterscheidet man einen normalen und einen pathologischen Verlauf. Die Durchführung erfolgt so, daß man die Nasenschleimhaut mit einer Adrenalinlösung besprüht, wodurch die Schleimhaut abblaßt und eine graue Farbe bekommt. Durch Bestreichen dieser Stelle mit einer Sonde entstehen infolge reflektorischer Gefäßerweiterung rote Striche, die solange sichtbar bleiben, bis nach ungefähr einer Minute sich die den Strich umgebende Schleimhaut auch wieder rötet. Diesen Verlauf bezeichnet man als sog. „Normalreaktion". Bei pathologischen Zuständen können die roten Striche anfänglich gleichfalls auftreten, schlagen jedoch in der ersten oder zweiten Minute in weiß um, und während allmählich die rote Farbe der Umgebung wiederkehrt, entsteht, durch krankhafte Zusammenziehung der Gefäße bedingt, an den bestrichenen Stellen die sog. „weiße Strichzeichnung".

Diese, durch pathologische Reaktion der gefäßverengenden Nerven entstehende, weiße Strichzeichnung kommt auch bei Einwirkung von Radioaktivität zustande. Ob man dabei eine radioaktive Substanz bloß dem Körper nähert, ob man Radon durch ein Bad einwirken läßt, ob man Radon durch Trinken oder durch die Atmungsluft einverleibt — das Resultat ist immer das gleiche.

Da G e r k e (1) im Bereich des Thermenursprungs in Bad Gastein besondere Luftverhältnisse zufolge der Radioaktivität und auch des Wasserfalls nachgewiesen hatte, prüfte M u c k im Jahre 1938 in Bad Gastein den Ausfall seines A. S. V. an Kurgästen und an daselbst in stark radonhältiger Luft tätigen Personen, wie Bademeister u. a.; ferner an Schulkindern in Badgastein und an solchen im 18 km entfernt gelegenen Dorfgastein. Sämtliche in Bad Gastein durchgeführten Versuche ergaben die weiße Strichzeichnung; umgekehrt alle in Dorfgastein die Normalreaktion. Man brachte deshalb Dorfgasteiner Kinder nach Bad Gastein, und — obwohl diese Kinder bei nochmaligen Kontrollversuchen unmittelbar vor dem Abtransport Normalreaktion zeigten — wiesen sie bei neuerlichem A. S. V. nach nur einer Stunde Aufenthalt in Bad Gastein schon die weiße Strichzeichnung auf, und zwar unabhängig davon, ob der Probe ein Thermalbad oder ein Aufenthalt im Naturdunstbad oder bloß ein Aufenthalt beim Wasserfall vorausgegangen war. M u c k schließt auf Grund dieser Versuchsergebnisse, daß die Radioaktivität in Bad Gastein auf den menschlichen Körper tatsächlich einwirkt, und zwar auf das autonome, das unwillkürliche Nervensystem.

Vom Altern des Thermalwassers.

Neben der energiespendenden radioaktiven Strahlung sind vor allem die katalytischen, also chemische Vorgänge hemmenden und fördernden Eigenschaften des Thermalwassers für dessen Wirkkraft kennzeichnend. Die katalytischen Eigenschaften eines Heilwassers schwinden jedoch bei längerer Berührung mit der Luft, beim „Altern" des Wassers. Nach Meinung von B a u d i s c h ist die katalytische Kraft an die Anwesenheit von zweiwertigem Eisen gebunden. Mit der Umwandlung des zwei- in dreiwertiges Eisen, zufolge Oxydation durch den Luftsauerstoff, gehen auch die kataly-. tischen Eigenschaften verloren. Nach F r e s e n i u s, E i c h - l e r u. L e d e r e r hängen diese Eigenschaften mit kohlensauren Eisen-, aber auch Manganverbindungen zusammen und schwinden nicht zufolge Oxydation, vielmehr zufolge Verlust der Kohlensäure.

Doch nicht nur Eisen und Mangan ändern nach Zutagetreten der Therme die Zustandsform, sondern auch andere Bestandteile, wie z. B. die unterschwefelige Säure, bezw. die Thiosulfate. Deren starkes Reduktionsvermögen — ebenfalls von biologischer Bedeutung — wird unter dem Einfluß des Luftsauerstoffes ebenfalls schnell verändert.

Auch die Radioaktivität des Wassers sinkt unmittelbar nach Verlassen des Quellspalts. Alle diese Wandlungen von Stoffen und Eigenschaften spiegeln die physikalisch-chemische Unruhe des quellfrischen Thermalwassers wider; Sinnbild einer vielgestaltigen lebendigen Kraft, deren Reizstoffe zündenden Funken, deren Katalysatoren aber Kugellagern gleichen. So dürfte es demnach beim Gasteiner Thermalwasser nicht zur Verstärkung der katalytischen Eigenschaften, also nicht zu sog. „Reifung", sondern zum Schwund dieser Fähigkeiten, zum „Altern" kommen, wenn es einmal der Quelle entsprungen ist. Eine Ansicht, die schon K i e n e vor hundert Jahren vertrat, als er erklärte, daß die Abnahme der Temperatur den Verlust der „Wesenheit" des Thermalwassers bedeute.

Mineralvergleich der Thermalquellen.

Bis einschließlich der Analyse im Jahre 1900 wurde anscheinend immer nur das Wasser von einer einzigen Thermalquelle, und zwar der Elisabethquelle untersucht. Da anläßlich der Radonmessungen in den Jahren 1936/38 die Franzensquelle einen geringeren Radongehalt als das Gasteiner Trinkwasser ergab, obwohl sie mitten zwischen stark radonhältigen Quellen entspringt und eine ähnlich hohe Temperatur wie diese besitzt, wurden von K r o u p a im Jahre 1938 zwecks Vergleich einiger besonderer Thermalquellen untereinander deren Teilanalyse durchgeführt. Sechs Quellen wurden für diesen Zweck ausgewählt:

1. Die Grabenbäckerquelle mit 71 nC/l: die eine der zwei tiefstgelegenen Quellen am westseitigen Achenufer. Temperatur 36.8° C; Ergiebigkeit 114 m^3 pro Tag.

2. Die Sophienquelle mit 93 nC/l: eine der aktivsten von den ergiebigeren Quellen, ausgezeichnet durch besondere Konstanz des Emanationsgehaltes; entspringt der Grabenbäckerquelle gegenüber am östlichen Achenufer, am Fuße des Wasserfalles. Temperatur 38° C; Ergiebigkeit 108 m^3 pro Tag.

3. Die Fledermausquelle mit fast 145 nC/l: die radioaktivste Quelle, wegen ihrer geringen Ergiebigkeit nie benützt, deren hohe Radioaktivität erst im Jahre 1937 von R u - s c h i t z k a entdeckt worden war. Sie entspringt am First eines Stollens, der in halber Höhe zwischen Sophien- und Elisabethquelle gerade unter dem Hotel Straubinger liegt. Temperatur 37.1° C; Ergiebigkeit 11 m^3 pro Tag.

4. Die Elisabeth-Hauptquelle mit 68 nC/l: die ergiebigste und auch wichtigste Quelle; die einzige, von der Analysen vorlagen. Temperatur 46.7° C; Ergiebigkeit 1880 m^3 pro Tag.

5. Die Franzensquelle mit ungefähr 0.2 nC/l: mit einem geringeren Radongehalt als der von manchem gewöhnlichen Trinkwasser. Sie entspringt oberhalb des Elisabethstollens, zwischen diesem und der Lainerquelle, und zwar wie letztere

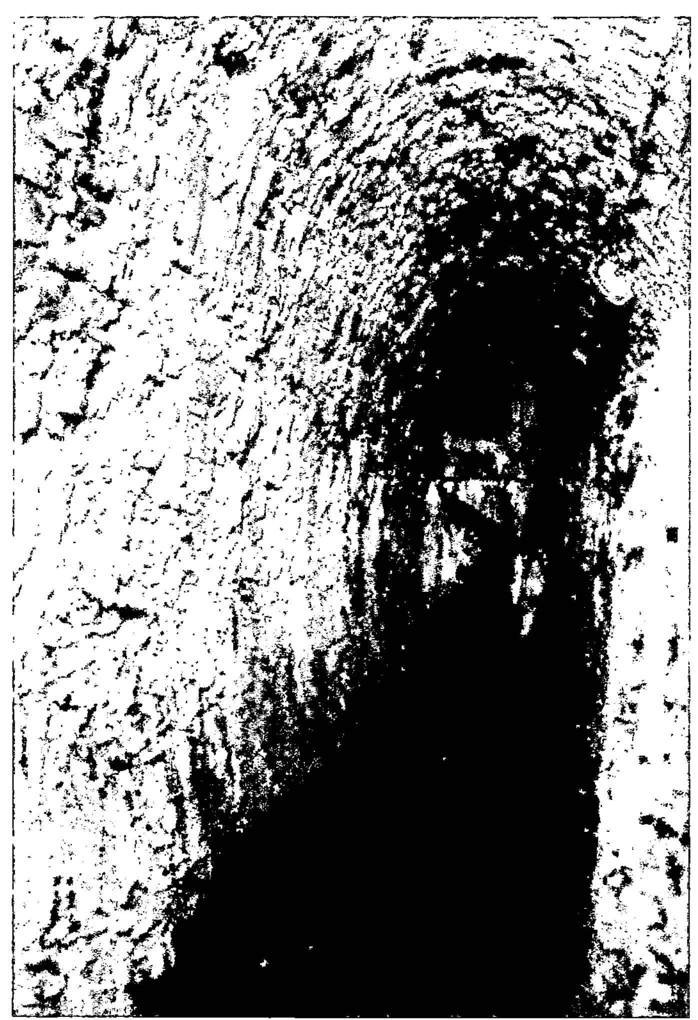

Der Rudolf-Stollen,
1807 vorgetrieben, 1827 auf 42 m verlängert und ausgemauert, führt bis zum Quellaustritt im Urgestein. Der abgeschlossene Quellaustritt selbst wird durch das im Stollenhintergrund sichtbare Fenster zugänglich.

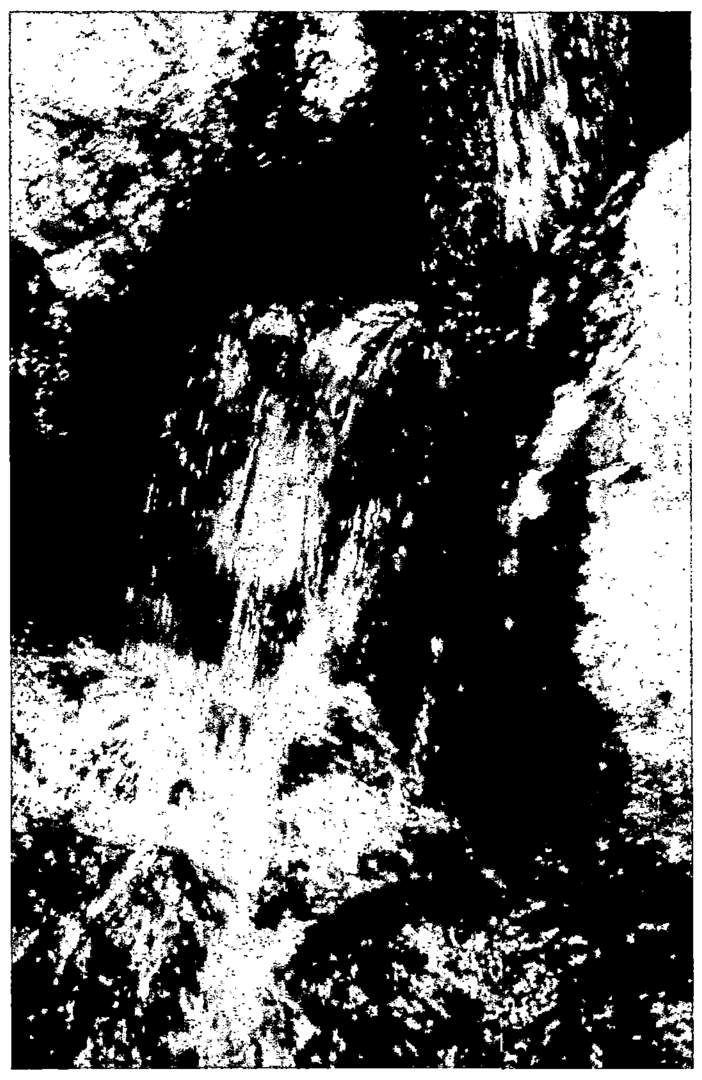

Der linke Austritt der Rudolf-Quelle

erfolgt zwischen Gneistrümmern. Diese erstmalige Aufnahme war wegen der starken Dampfentwicklung (Wassertemperatur 47,2° C) nur unter größten Schwierigkeiten möglich.

Tab. 10. Vergleich der mineralischen Bestandteile einiger Gasteiner Thermalquellen
nach Kroupa.

1000 g Mineralwasser enthalten Gramme:

Quelle	Graben-bäcker-quelle	Sophien-quelle	Fleder-maus-quelle	Elisabeth-Hauptquelle		Vergleichszahlen nach Ludwig, Panzer u. v. Zeynek	Franzens-quelle	Franz-Joseph-quelle
Proben-entnahme	22. 8. 1938	17. 9. 1938	10. 9. 1938	25. 7. 1938	1. 8. 1938	1900	6. 9. 1938	30. 8. 1938
Ca"	$0{,}0232_0$	$0{,}0228_7$	$0{,}0227_3$	$0{,}0213_8$	$0{,}0214_8$	$0{,}0213$	$0{,}0221_3$	$0{,}0220_8$
Mg"	$0{,}0007_4$	$0{,}0006_2$	$0{,}0005_1$		$0{,}0006_3$	$0{,}0004$	$0{,}0004_7$	$0{,}0003_9$
Fe"	$0{,}0001_9$	$0{,}0004_0$	$0{,}0004_4$		$0{,}0003_4$	$0{,}0014$	$0{,}0005_4$	$0{,}0005_2$
Al"	$0{,}0001_4$	$0{,}0000_2$	$0{,}0001_0$		$0{,}0000_4$	Spur	$0{,}0001_2$	$0{,}0001_1$
Cl'	$0{,}0207_1$	$0{,}0231_4$	$0{,}0231_9$		$0{,}0257_7$ $0{,}0257_3$	$0{,}0251$	$0{,}0288_9$	$0{,}0286_0$
SO$_4$"	$0{,}1096_7$	$0{,}1130_2$	$0{,}1156_8$		$0{,}1301_0$ $0{,}1304_8$	$0{,}1288$	$0{,}1400_0$ $(0{,}1388_2)$ $0{,}1399_5$	$0{,}1373_0$ $0{,}1369_7$
H$_2$SiO$_2$	$0{,}0462_5$ $(0{,}0476_7)$	$0{,}0469_4$	$0{,}0485_3$	$0{,}0552_1$	$0{,}0554_0$ $0{,}0548_3$	$0{,}0532$	$0{,}0587_0$	$0{,}0590_1$
F'	$0{,}0017_7$	$0{,}0027_8$	$0{,}0024_2$		$0{,}0028_2$	$0{,}0025$	$0{,}0032_2$	$0{,}0034_0$

Untersuchte Bestandteile

aus der Moräne. Temperatur 41.7° C; Ergiebigkeit 14 m³ pro Tag.

6. Die Franz-Joseph-Quelle mit 26.2 nC/l: die höchstgelegene Thermalquelle. Ihr Hauptaustritt liegt nahe dem Ende des etwa 100 m langen Franz-Joseph-Stollens. Temperatur 45.5° C; Ergiebigkeit 220 m³ pro Tag.

Die Auswahl umfaßt somit die ergiebigste, die höchst- und die tiefstgelegene, die stärkste und die schwächste radioaktive, sowie die konstanteste der Gasteiner Thermalquellen.

Aus dieser Tabelle kann man nach K i r s c h (5) ersehen, daß sich der Mineralgehalt der Elisabeth-Hauptquelle in den letzten 40 Jahren nicht merklich geändert hat, besonders wenn man berücksichtigt, daß im Jahre 1900 andere Methoden und andere Reagenzien benützt wurden. Weiter läßt sich erkennen, daß das Wasser der Franzensquelle trotz eines so geringen Radongehaltes wie von gewöhnlichen Leitungs-trinkwasser, wahrscheinlich doch echtes und reines Thermal-wasser darstellt, nicht nur zufolge der hohen Temperatur, sondern vor allem wegen des fast ganz gleichen Mineral-gehaltes wie jener des Thermalwassers aus dem Franz-Joseph-Stollen.

Auf Grund dieser Zahlen lassen sich zwei Quellgruppen unterscheiden: eine obere und eine untere, deren Mineral-gehalt bis zu einem Fünftel verschieden ist. Besonders ähn-liche Zusammensetzung haben einerseits die höchstgelege-nen der untersuchten Quellen, die Franz-Joseph- und die Franzensquelle, anderseits die tiefgelegenen, wie die Graben-bäcker-, die Sophien- und die Fledermausquelle. Die der Höhe nach in der Mitte gelegene Elisabeth-Hauptquelle hat auch der Zusammenstellung nach eine Mittelstellung. Diese Gruppeneinteilung bezieht sich vorwiegend auf Mineral-stoffe, welche auf Herkunft des Thermalwassers aus großer Tiefe deuten.

Von der Herkunft der Therme.

Schon in alter Zeit forschte man nach dem Wesen und der Herkunft der Therme. So dürfte man kaum fehlgehen, die Äußerung von P a r a c e l s u s „on andere einfallende Wasser" als Ausdruck für unvermischtes, der Tiefe entsprungenes Wasser anzusehen. Über die späteren Ansichten schrieb M i t t e r d o r f e r im Jahre 1820: „Alle ältern Schriftsteller, und so auch noch K l e i n s o r g in seinem Abriße der Geographie 1797, erklärten den F e u e r s e n g für den Behälter der heiligen Quellen des Wildbades; allein dieser Gebirgsriese steht in Pöckstein, und zwischen ihn und den mächtigen Graukogel, an dessen Fuße die Heilquellen hervorsprudeln, hat sich der hohe Stuhl gelagert. Jeder, der die Ortslage dieser Gebirge kennt, wird dieser Meinung seinen Beyfall unmöglich zollen können; dagegen aber wird jeder den Ansichten Herrn V i e r t h a l e r s beypflichten, welcher bereits im Jahre 1799 in seinen viel gelesenen Reisen durch Salzburg den Graukogel als den Behälter der Heilquellen erklärte, welche Ehre demselben von späteren Reisenden und Gelehrten bis jetzt noch nicht streitig gemacht worden ist. Sehr wahrscheinlich ist es, daß die Segnungen aus dem heiligen Tempel im Innern des Graukogels sich nicht allein auf die Heilquellen zu Gastein beschränken, sondern dasselbe, wiewohl verschieden modifiziert, sich auch auf die Heilquellen am Arlbache und in der Rauris erstrecken."

Auch heute noch gehen die Meinungen stark auseinander, vor allem bezüglich der Frage, ob es sich um ein sog. vadoses, d. i. Niederschlagswasser, oder ein sog. juveniles, d. i. dem Erdinnern entsprungenes Wasser handelt. Nach S u e ß bezeichnet man als juvenil jenes Wasser, das als Nachwirkung vulkanischer Tätigkeit aus der Tiefe der Erde aufsteigt und somit zum ersten Mal ans Tageslicht gelangt. Alles übrige Wasser wird nach P o s e p n y als vados bezeichnet. So führte

z. B. G ü m b e l in einer Veröffentlichung vom Jahre 1899 die Gasteiner Therme auf Tagwässer zurück, erklärte sie somit als rein vados, während L e p s i u s im Jahre 1908, wie schon vorher B e r w e r t h, annahm, daß es sich bei dem Thermalwasser um rein juveniles Wasser handelt, eine Ansicht, die K i r s c h (2, 3) zu beweisen versuchte. Er prüfte deswegen im Sommer 1938 in gemeinsamer Arbeit mit S c h e l l a u f eine Reihe von Gasteiner Thermalquellen auf freien Sauerstoff. Der Sauerstoff betrug nur etliche Hundertteile von dem der Sättigung, wenn das Wasser mit atmosphärischer Luft in Berührung steht. Die oberen Quellen bis einschließlich der Elisabeth-Hauptquelle wurden nach einigen niederschlagsfreien Tagen sogar vollkommen sauerstoffrei. Diese Untersuchungsergebnisse und weiters die Tatsache, daß die oberen Thermalquellen auch Thiosulfation enthalten, ließen K i r s c h (2, 3) das Thermalwasser als juvenil erscheinen.

M a c h e (5) nahm in dieser Frage eine Mittelstellung ein. Seiner Meinung nach kommt das Thermalwasser tatsächlich zum überwiegenden Teil als vadoses Wasser aus dem Gebirge, aus welchem auch seine gelösten Bestandteile stammen. Die hohe Temperatur hingegen erhält es nach M a c h e s (5) Ansicht erst kurz vor dem Quellaustritt vermittels aus dem Erdinnern aufsteigenden Wasserdampfes.

Anläßlich des Baues des benachbarten Tauerntunnels stieß man auf über 300 Quellen. Obwohl zur Zeit der Vollendung des Tunnels im Jahre 1908 bereits Untersuchungen des Radongehaltes der Quellwässer im Simplontunnel vorlagen, wurden trotzdem — schon wegen der Nähe der Gasteiner Therme — über 100 dieser sog. Tunnelquellen untersucht, eine Temperatur bis maximal 21.2^{0} C und Radonhöchstwerte bis zu 23 nC/Liter festgestellt. Nachfolgende Tabelle zeigt die Unterschiede zwischen Gasteiner Thermalwasser und Tunnelquellwasser. Die Zahlen für erstere sind

jene der Analyse aus dem Jahre 1900, während letztere bei
der Analyse im Jahre 1911 ermittelt wurden.

Tab. 11. Vergleich des Gasteiner-Thermalwassers mit dem
Wasser der Quellen im Tauerntunnel [nach Mache (5)].
Zehn (10) Liter Wasser enthalten:

Bestimmung	Gasteiner Therme	Quelle im Tunnel[*]
Spezifisches Gewicht	1.000367 (17·7°)	1.0001 (14.9°)
SO_3	1.078 g	0.2686 g
Na_2O	1.061 „	0.1377 „
CO_2	0.507 „	0.2440 „
SiO_2	0.410 „	0.1286 „
CaO	0.299 „	0.2510 „
Cl	0.252 „	0·0045 „
B_2O_3	0.041 „	nicht nachweisbar
K_2O	0.036 „	Spur
F	0.025 „	nicht nachweisbar
Fe_2O_3	0.020 „	0.0003 g
MgO	0.007 „	Spur
SrO	0.006 „	0.0038 g
Li_2O	0.004 „	Spur
Mn_3O_4	0.002 „	Spur
P_2O_5	0.001 „	Spur
Organische Substanz . .	0.008 „	nicht nachweisbar
Cs, Rb, Ti, As	Spuren	nicht nachweisbar
Al_2O_3	Spur	0.0007 g
Summe der festen Bestandteile	3.415	1.0392

Der Vergleich ergibt, daß die Summe der gelösten festen
Bestandteile im Tunnelquellwasser ungefähr ein Drittel jener im Thermalwasser beträgt. Die Einzelmengen weichen
jedoch bei mehreren Stoffen ganz wesentlich von diesem
Verhältnis 1:3 ab. Eisen z. B. findet sich im Thermalwasser
70mal mehr als im Tunnelwasser. Deutlich sind auch die

---

*) Es handelt sich um die Quelle Nr. 23 im Ring 557. Sie befindet
sich in 5,4350 km Entfernung vom Nordportal (in 4,5 m vom Nord-
stoß des zugehörigen Ringes) auf der rechten Seite der Laibung
in ¹/₂ m Höhe über den Schwellen (S. 50 d. Arbeit von Mache u.
Bamberger).

Unterschiede bezüglich Bor, Fluor und Chlor. Trotz sorg-
fältigster Arbeit ließen sich im Tunnelwasser nicht einmal
Spuren von Bor und Fluor feststellen; bei Chlor wiederum
beträgt der Unterschied das 50fache. Gerade letztere drei
Substanzen werden von S u e ß (2) als typisch juvenil angesehen. M a c h e (5) schließt demzufolge, daß das Gasteiner
Thermalwasser wohl zum Großteil aus Niederschlags- oder
vadosem Wasser, zu einem geringen Prozentsatz jedoch aus
juvenilem Wasser besteht.

Schon bald nach der Entdeckung des Radiums hatte man
festgestellt, daß auch die Gesteine solches enthalten, am
meisten die Granite. Die sauren Gesteine finden sich nur in
den äußersten Schichten der Erdkruste; Granit z. B. nach
K i r s c h (3) in den obersten 50 km. Da die Gesteinsmassen
der Erdkruste erstarrt sind, spricht man von Erstarrungs-
gesteinen, im Gegensatz zu den im Schmelzzustand befindlichen im Erdinnern, die man als Magmamasse oder kurz
als Magma bezeichnet.

Bad Gastein gehört nach K n e t t zu den östlichsten der
vier großen Granitgneiskerne der Ostalpen, dem Hochalm-
kern. Diese Granitmassen sind einst, wie es S c h i f f n e r
darstellt, als glutflüssiges Magma emporgedrungen und haben
eine bereits erstarrte Decke aus Schiefer emporgewölbt und
durchbrochen. Dieser Durchbruch hinterließ aber viele
Spalten und steile Klüfte, die zufolge der Gesteinshärte bestehen blieben. Gerade diese kluftreichen „Kontaktzonen"
sind nach S c h i f f n e r für die Entstehung der radioaktiven
Quellen von besonderer Bedeutung.

Bei Radioaktivitätsbestimmungen an Gesteinen der Umgebung von Bad Gastein im Jahre 1938 fand sich eine besonders stark radioaktive Syenit-Art. Diese kristallinische Ge-
steinsmischung, die nach K i r s c h (3) einen Teil des Rad-
hausbergmassives bildet, tritt im Naßfeldertal, einem Gasteiner Seitental, zwischen Kessel- und Bärenfall frei zutage.
Die Radioaktivität dieses Syenits erwies sich 20 bis 30mal
stärker als jene des stark radioaktiven Zentralgneises.

Entlang der Spalten also setzten metallhaltige Lösungen —
einst glutflüssig, später gasförmig aufsteigend — infolge des
zunehmenden Temperaturverlustes an den Wänden Niederschläge ab. Von diesen Wandbelägen der Klüfte gehen in
vorbeistreichendes gasförmiges oder flüssiges, vom Magma
abgeschiedenes Wasser Kleinstmengen wieder in Lösung. Enthalten solche Auskleidungen auch Radium, so bilden sie die
Grundlage für radioaktive Quellen.

Die verschiedentlich, u. a. auch von M a c h e (3) vertre-
tene Ansicht, daß Wasser ohne Berührung mit solchen radioaktiven Niederschlägen größere Radonmengen durch bloßes
Durchfließen von schwach radioaktiven Gesteinsmassen aufnehmen kann, sei nach A e c k e r l e i n (1) abzulehnen.

Da sonst im allgemeinen radioaktive Quellen aus uranerz-
hältigem Gestein ihren Ursprung nehmen, erschien das Fehlen von Uranerz in den Gasteiner Mineralien bis vor kurzem als seltsam.

In den Jahren 1940 — 44 wurde nun im Naßfeldertal, ungefähr 2 km von Böckstein entfernt, in ca. 1250 m Seehöhe
ein Stollen für den Goldbergbau 2.5 km weit in das Rad-
hausbergmassiv vorgetrieben. Z s c h o c k e hat in diesem
„Radhausberg-Unterbaustollen" von 100 zu 100 m die Ge-
steinstemperatur ermittelt und dabei Temperaturen bis 44° C
gemessen. Häufig waren in der Nähe von Klüften merklich
höhere Temperaturwerte und ein charakteristischer Geruch
feststellbar. Nach E x n e r, der im Jahre 1946 all dies berichtete, wies H e r n e g g e r gleichzeitig in der Stollenluft
einen abnorm hohen Gehalt an Radon nach. Überdies, und
dies war wohl das wichtigste Ereignis bei diesem Stollenbau,
fand Z s c h o c k e hier erstmalig in den Hohen Tauern als
Kluftbeschläge geringe Mengen von sekundären Uranmine-
ralien, die offenbar einst durch aufsteigende Thermalwässer
abgelagert worden waren. Da in der Verlängerung dieser
Klüfte die radioaktiven Gasteiner Thermalquellen liegen,
muß gerade diese Entdeckung als ein bedeutsames Ereignis
gewertet werden. Damit ist nunmehr nach dem Nachweis des

Urans im Niederschlag bzw. Sinter des Thermalwassers auch jener im Niederschlag bzw. Wandbelag der Klüfte geglückt.

Da die Existenz von juvenilem Wasser öfters überhaupt angezweifelt worden war, untersuchten D a y u. S h e p h e r d die Gase des Kilauea-Magmas und konnten neben N, CO_2, SO_2, H, S, Cl und F auch Wasser nachweisen. Außerdem ergibt sich nach K a m p e u. K n e t s c h bei der Erstarrung von Magma eine derart große Menge von Wasserdampf, daß die fortlaufende Versorgung von Quellen mit juvenilem Wasser gut vorstellbar ist.

Was die Herkunft des juvenilen Wassers betrifft, so besteht nach B e r g ein großer, oft sogar der größte Teil des flüssigen Magmarestes beim Erkalten und Auskristallisieren aus Wasser. Zumal wenn die Erstarrung des Magmas unter rascher Abkühlung und unter geringem Druck erfolgt, setzt sich dieser Rest fast nur aus Gas und Wasserdampf zusammen. In den Klüften weiter aufsteigend, geht das juvenile Wasser von gasförmiger in flüssige Form über, kondensiert sich also und wird so zur vulkanischen Therme. Dabei kann nach B e r g unter Umständen eine Vermischung mit in die Tiefe gedrungenem vadosen Wasser, sog. Tiefenstandwasser, erfolgen und dadurch der chemische Charakter des aufsteigenden Wassers geändert werden. Sicherlich bleibt jedoch ein Teil der Heilwässer unvermischt, also rein vulkanischer oder tiefenmagmatischer Herkunft.

Auch die Herkunft der Wärme wurde weitgehend studiert, liefern doch heiße Quellen mit großer Ergiebigkeit ganz beträchtliche Wärmemengen. So bringt nach K a m p e und K n e t s c h der Wiesbadner Kochbrunnen täglich 36,000.000 Kalorien, der Karlsbader Sprudel rund 200,000.000 Kalorien und die Gasteiner Therme rund 210,000.000 Kalorien an die Erdoberfläche.

Eine Quelle mit einer dauernden Temperatur über 20° C wird als Therme bezeichnet, was aber nur für unser Klima gilt, da in warmen Gegenden oft schon gewöhnliche Trinkwasserquellen solche Temperaturen aufweisen.

Die Wärme des Thermalwassers kann verschiedenen Ursprungs sein: chemisch oder mechanisch oder weitergeleitet. Chemische Umwandlungen im Boden allein, wie man sie früher als Entstehungsursache annehmen wollte, erklären aber nicht die großen Wärmemengen. Eine rein mechanische Wärmebildung durch Reibung beim Durchströmen enger Gesteinsporen ist auf Grund der Versuchsergebnisse von A d a m s wohl anzunehmen, in ihrem Ausmaß jedoch zu gering, um wesentlich zur Thermenwärme beizutragen. Es muß vielmehr die fortgeleitete Wärme aus dem glühenden Erdinnern als der eigentliche Wärmespender angesehen werden. Die Übertragung dieser Wärme scheint nach K a m p e und K n e t s c h häufig mittels juvenilen Wasserdampfes vor sich zu gehen.

Zufolge der Hitze des aus Dampf in flüssige Form übergegangenen Wassers — man schätzt die Temperatur auf über 200^0 C — genügt eine Beimengung von nur wenigen Prozenten dieses heißen Wassers, um die Thermenwärme zu erzielen. Es sei deshalb wahrscheinlich, daß juveniles Wasser an der Zusammensetzung einer weit größeren Zahl von Thermen beteiligt ist, als man bisher annahm.

Die Bodenemanation.

Die Gesteinsspalten münden meist nicht frei an der Erdoberfläche, sondern sind von verwitterten Gesteinstrümmern und Erdreich bedeckt. Vor allem aus steil verlaufenden Spalten entweicht Radon in die Deckschicht unmittelbar über dem Spaltenausgang. Mißt man nun an verschiedenen Stellen den Radongehalt der Bodenluft, verraten diese Radonsammlungen die Nähe der Spalte. Aus der Lage der Punkte mit hohen Meßwerten läßt sich auf den Verlauf der Spalten schließen. Das Auffinden von radonerfüllten Spalten und Klüften bedeutet jedoch nicht gleichzeitiges Vorhandensein von radonhaltigen Wasseradern; denn viele Spalten sind trocken. Ihr Luftradongehalt rührt nach A e c k e r l e i n (2) von oft unsichtbar dünnen Überzügen fein verteilter Radiumverbindungen her, die zufolge der großen Oberfläche reichlich Radon abgeben. Um von einer solchen trockenen Spalte den Weg zu einer radioaktiven Quellader zu finden, sind Bohrungen notwendig. Dabei hat es sich nach A e c k e r l e i n (3) bewährt, fortlaufend am Grunde des Bohrloches einerseits den Radongehalt der Bodenluft, andererseits die Radioaktivität des Gesteins zu messen. Aus deren Verhältnis zueinander lassen sich Stellen mit höherer Radioaktivität, zumeist also Spalten, erkennen. Es ist so gewissermaßen ein unterirdisches Sehen möglich, weshalb A e c k e r - l e i n (3) vom „radiologischen Auge" spricht. Mit dieser, Einblick ins Erdinnere gewährenden Methode wird das Auffinden radioaktiver Quelladern wesentlich erleichtert.

In Bad Gastein unternahmen im Jahre 1935 K o s m a t h und G e r k e Messungen der Bodenemanation. Es wurden zu diesem Zwecke Bodenluftproben aus einer Tiefe von durchschnittlich 60 cm genommen. Über die Untersuchungsergebnisse gibt nachstehende Tabelle einen Überblick.

Tab. 12. Ergebnisse der Bodenemanationsmessungen nach Kosmath und Gerke; vergl. hiezu Abb. 1.

Nummer und Ort der Meßstelle	Borlochtiefe in cm	Radongehalt nC/l*)
I Wiese südwestlich Bahnhof	65	0,07
II Wiese unterhalb H. Carmen	60	0,085
III hinter d. Dunstbad	70	0,205
IV hinter der Helenenburg	65	0,210
V unterhalb H. Savoy	55	0,220
VI neben H. Dr. Gerke	70	0,575
VII oberhalb d. Hardtweges	45	0,650
VIII oberhalb H. Schillerhof	70	1,360
IX oberhalb d. Reissacherstollens	70	3,225

Es ergaben sich demnach sehr verschiedene Werte; die höchsten im Berghang r e c h t s der Ache. Besonders auf-

---

*) Die Originalzahlen von K o s m a t h und G e r k e sind in 10^{-16} C/cm³ angegeben, wurden hier aber zur leichteren Vergleichsmöglichkeit mit anderen in diesem Buche angeführten Zahlen auf nC/l umgerechnet.

fällig ist der hohe Wert oberhalb des Hardtweges, 200 m nordöstlich der Windischgrätzhöhe. Weitere Messungen, darunter auch solche in den Bad Gastein umgebenden Berg-massiven, könnten Aufschluß über den Verlauf der Spalten

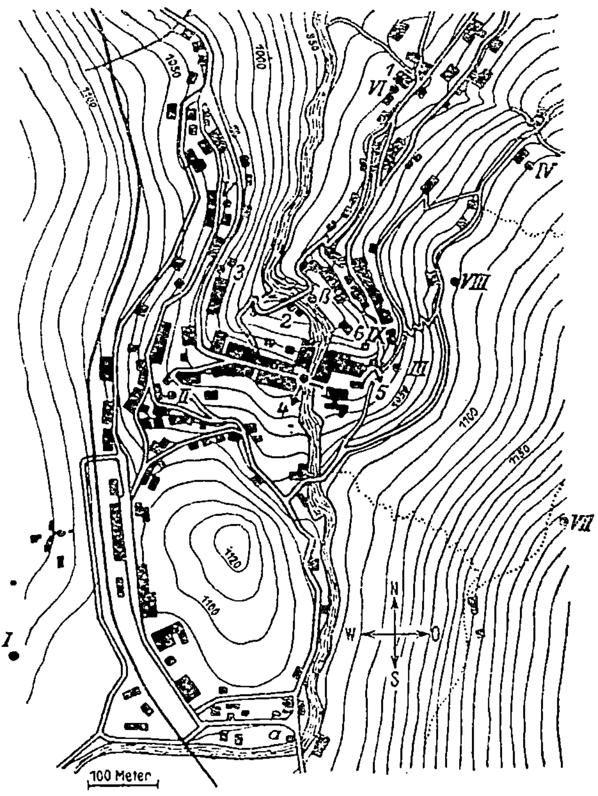

Abb. 1. Situationsplan von Bad Gastein mit den Meßstellen der Boden-emanation (römische Zahlen) bei den Untersuchungen von Kosmath und Gerke (vergl. hiezu Tab. 12); die arabischen Zahlen bleiben unbeachtet.

und über die Radonverteilung im Boden geben, was die Schaffung eines sog. radioaktiven Profils ermöglichen würde. Dies wäre die erste Voraussetzung für die Erschließung wei-terer Thermalquellen.

Die besonderen Luftverhältnisse im allgemeinen.

Mit der Bodenluft geht dauernd, zeitweise verstärkt durch Saugwirkung bei fallendem Luftdruck oder bei Wind, durch die sog. Bodenatmung auch Radon in die Freiluft über. Aber selbst in der Luftschicht unmittelbar über dem Erdboden beträgt der Radongehalt nur mehr $^1/_{100}$ bis $^1/_{1000}$ von jenem der Bodenluft. Durchschnittlich beträgt der Radongehalt der Freiluft 10^{-16} C/cm^3.

In Bad Gastein muß jedoch außer dem Einfluß der Bodenluft auch jener der Thermalquellen bei der Bestimmung des Radongehaltes der Freiluft mitbeachtet werden. Es ist das Verdienst von G e r k e (3), diese besonderen Luftverhältnisse in Bad Gastein nachgewiesen zu haben.

Die Luft stellt eine Mischung von Stoffen ganz verschiedener Art dar, weshalb man auch von einem „Luftkörper" spricht. Ganz allgemein lassen sich je nach der Stärke des Zusammenhaftens der Kleinstteilchen (Moleküle) drei Erscheinungsformen (Aggregatzustände) der Materie unterscheiden: fest, tropfbar-flüssig und gasförmig. Die Luft setzt sich vorwiegend aus Gasen verschiedener Art zusammen. In diesem Gasgemisch schweben Teilchen sowohl in festem als auch in tropfbar-flüssigem Zustand. Ein Beispiel für die festen Moleküle, elektrisch ungeladen auch Luftkerne genannt, sind die Staubteilchen; ein Beispiel für tropfbar-flüssige sind die Wassertröpfchen, die je nach Anzahl und Größe Dunst und Nebel bedingen.

Die Schwebeteilchen unterscheiden sich nicht nur hinsichtlich des Aggregatzustandes, vielmehr auch nach Natur, Größe und elektrischer Ladung. Auf dieses „kolloidale System" wirken verschiedene Kräfte ionisierend, d. h. teilchenspaltend ein. Die Ionisation verläuft in gasförmigem Medium, also in gasförmiger Umgebung, anders als in flüssigem. Während die Ionisation in Flüssigkeiten die A u f spaltung der Moleküle, den Zerfall der Kleinstteilchen in ihren Säure- und in ihren Basenanteil verursacht, kommt es in Gasen durch die gleichen Kräfte lediglich zur A b spaltung eines Elektrons, also eines elektrisch negativ geladenen Bausteinchens des Moleküls, wodurch letzteres ebenfalls geladen und zu einem elektropositiven Ion wird.

In Gasen kommt es zu einer raschen Wiedervereinigung der entstandenen Ionen oder zu deren Anlagerung an Kerne. Die mittlere Lebensdauer eines Gas-Ions beträgt so nur etwa eine Minute. Aber durch Fortdauer der Kräftewirkung werden fortlaufend immer neuerlich Elektronen abgespalten, wodurch auch in Gasen der Ionisationszustand während der ganzen Dauer der Kräfteeinwirkung bestehen bleibt.

„Hauptionisator" ist nach Pfleiderer u. Büttner die sog. kosmische Ultrastrahlung, in Bodennähe weiters die Strahlung radioaktiver Boden- oder Luftbestandteile, schließlich nach Lenard der sog. Lenard-Effekt, der bei Zerstäuben von reinem Wasser, z. B. bei Wasserfällen durch das Zerreißen von Tropfen, auftritt. Es entstehen dabei große positiv und kleine negativ geladene Tropfen. Da die großen Tropfen schnell zu Boden fallen, die kleinen aber schweben bleiben, erhält die Luft eine negative Ladung.

Die durch diese Wirkkräfte entstehenden Ionen sind verschieden groß und verschieden geladen; es gibt Klein-, Mittel- und Großionen entweder elektropositiv oder -negativ geladen. Die Anzahl der Ionen hängt ab einerseits von der Stärke der ionisierenden Kräfte, anderseits von der Wiedervereinigung oder Anlagerung der Ionen, der sog. Entionisierung. Erstere wächst mit der Stärke der kosmischen und der radioaktiven Strahlung, letztere mit der Zahl der Kerne und mit dem Luftdruck.

Die Luft erhält dauernd von überall her große Mengen von Fremdstoffen zugeführt, deren Gesamtheit nach Schmauß (1) als „Aerosol" bezeichnet wird. Diese Fremdstoffe schweben als Großionen kolloidähnlich, feinstverteilt in dem Luftgasgemisch.

In völlig reiner Luft ohne Fremdstoffe gibt es demnach nur Kleinionen. Hohe Kleinionenzahl ist nach Pfleiderer u. Büttner ein Kennzeichen für hohe Ionisation oder kernarme Luft oder für beides. Je nach dem Vorwiegen der negativ oder positiv geladenen Ionen ist die Luft-, bezw. Raumladung elektronegativ oder -positiv.

Die elektrische Ladung der Luft in Bad Gastein.

Auf Grund des Lenard-Effektes maß Gerke sen. dem Gasteiner Wasserfall eine Bedeutung als Heilfaktor bei und veranlaßte deshalb Hoffmann, diesbezügliche Untersuchungen durchzuführen. Die negativen Elektrizitätsmengen in der Luft nahe dem Gasteiner Wasserfall, die sich bei den zahlreichen Messungen im Mai 1911 ergaben, waren nach Gerke (2) folgende:

Tab. 13. Luftladung im Bereich des Gasteiner Wasserfalls nach Gerke (2).

Ort der Messung	Elektrizitätsmengeneinheiten im m³	Zahl der negativen Ionen im cm³
Beim früheren Pumpwerk	9.0 — 12.0	18.870 — 25.160
Zwischen Spritzwand und Grabenbäckerbrücke	6.7 — 21.2	14.050 — 44.440
Im Wasserfall	13.3 — 28.6	27.900 — 59.960

An einzelnen Stellen wurden zeitweise sogar Werte bis 40 Elektrizitätsmengeneinheiten gemessen, was rund 85.000 negativen Ionen im cm³ entspricht, während Luft normalerweise nur Bruchteile einer Mengeneinheit und zwar positive Elektrizität als Raumladung aufweist.

Diese negative Ladung der Luft war also umso stärker, je näher dem Wasserfall gemessen wurde. Aber bis zu 2 km flußabwärts vom Wasserfall war bei günstiger Luftströmung zeitweise noch negative Luftladung festzustellen.

Was die biologische Wirkung solcher elektrischer Umladungen anbelangt, ist man darüber noch heute verschiedener Meinung. In nicht den natürlichen Verhältnissen entsprechenden Laboratoriumsversuchen fand T s c h i j e w s k y, daß positive Ionen schädlich, negative aber günstig, und zwar anregend wirken. Bei Versuchen mit MgO-Mittelionen durch D e s s a u e r wirkten positive Ionen ungünstig, negative jedoch günstig auf erhöhten Blutdruck und seine Folgen wie Kopfschmerz und Schwindel, auch auf Migräne u. a.; negative Ionen lösten bei Rheumatismus Schmerzattacken aus.

Die Ionisation der Luft in Bad Gastein.

Während G e r k e s e n. auf Grund des Lenard-Effektes vor allem die elektrische L a d u n g der Luft in Bad Gastein studiert hatte, prüfte G e r k e (1) in den Jahren 1930 — 1932 in Hunderten von Messungen auch deren I o n i s a t i o n. Benützt wurde der Ebertsche Ionenaspirator, mittels welchem die Zahl der Klein-, zum Teil auch der Mittelionen bestimmt werden kann. Normalerweise enthält Luft in 1000 m Seehöhe, also in der Höhe von Bad Gastein, durchschnittlich 400 bis 800 Ionen im Kubikzentimeter. Dementsprechend wurden auch in Bad Gastein außerhalb des Quellenbereiches im Durchschnitt 600 bis 1000 Ionen im cm³ Luft gezählt. Erwartungsgemäß waren jedoch die Werte in der Nähe der Thermalquellen und des Wasserfalles wesentlich höher. Zur örtlichen Orientierung diene Abb. 2.

Es wurde nur an Tagen gemessen, an denen die Ionenzahl außerhalb des Bereiches des Wasserfalles unter 800 Ionen/cm³

lag. Die Ergebnisse zeigt die folgende Tabelle mit Einzel-
bezw. Durchschnittswerten.

Tab. 14. Ionisation der Luft von Bad Gastein nach Gerke (1).
(Vgl. hiezu Abb. 2).

	n+	n—	q	N+	N—
Meßstelle 1	1400	1.690	0.828		
” 2	2490	2.950	0.844		
” 3	1590	1.860	0.854		
” 4	1460	1.020	1.431		
” 5	3160	3.920	0.806		
” 6	900	2.110	0.426		
” 7	1460	1.900	0.768		
” 8	3400	37.000	0.092		
” 9	2000	15.000	0.133		
” 10	1000	11.000	0.091		
” 11	1000	13.000	0.077		
” 12	4200	39.600	0.106		
” 13	2700	40.300	0.067		
” 14	1450	17.000	0.085		
” 15	1150	13.000	0.089		
” I	1890	3.675	0.527	3525	4590
” II	1920	1.829	1.037	4335	5130
” III	1590	7.100	0.234	1440	3610

n+ Zahl der positiv geladenen Kleinionen,
n— Zahl der negativ geladenen Kleinionen,
N+ Zahl der positiv geladenen Großionen,
N— Zahl der negativ geladenen Großionen,

$$q = \frac{n+}{n-}.$$

Ein q-Wert unter 1,0 bedeutet Überwiegen der negativen, ein
solcher über 1,0 ein Überwiegen der positiven Ionen.

In der Nähe des Wasserfalles stehen demnach ungefähr
2000 positiven rund 30.000 bis 40.000 negative Ionen gegenüber.

Außer den Messungen der Freiluft führte Gerke (1)
auch solche der Luft in Thermalquellstollen, in Thermalbadekabinen und in Häusern durch. Bei dieser zweiten Serie
von Messungen konnte nur die Zahl der Kleinionen be-

stimmt werden, da die feuchte Raumluft die Isolation der
viel empfindlicheren Schwerionenzählapparate gefährdete.
Es mußte daher auf die Aufstellung eines sog. Ionenspek-
trums, d. i. das jeweilige Zahlenverhältnis der Klein-, Mit-
tel- und Schwerionen, verzichtet werden.

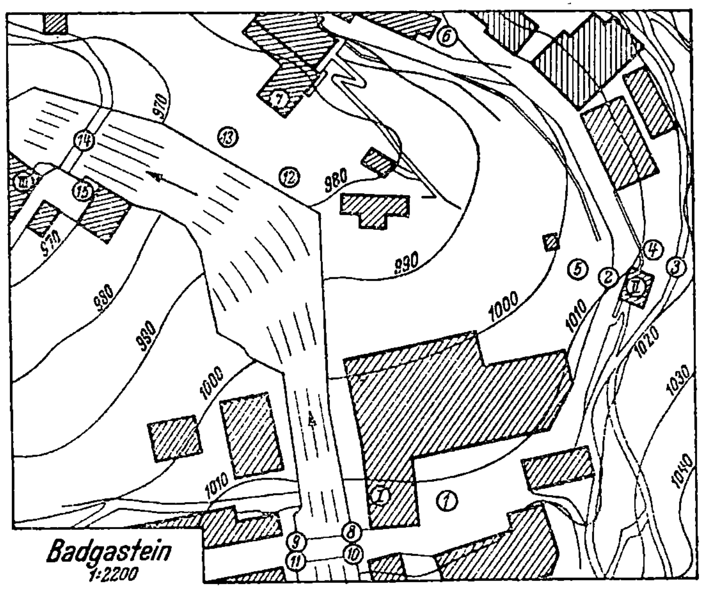

Abb. 2. Situationsplan des Ortskernes von Bad Gastein mit Eintra-
gung der Meßstellen von Tab. 14 über die Ionisation der Luft im
Kurort nach G e r k e (1).

Die Messungen ergaben im Elisabethstollen an der Hauptquelle:

$$n+ = 48.100, \qquad n- = 49.600.$$

Die Messungen im Reissacher Stollen, wo die Quelle nahe
dem Stollenausgang gefaßt ist, ergaben die Messungen zufolge der einströmenden Freiluft niedrigere Werte, und zwar:

$$n+ = 21.000, \qquad n- = 23.000.$$

Auch im Natur-Dunstbad, dem die Quelldämpfe des Elisabethstollens zugeleitet werden, nahm G e r k e (1) Messungen vor, und zwar im Winter, zu einer Zeit also, da das

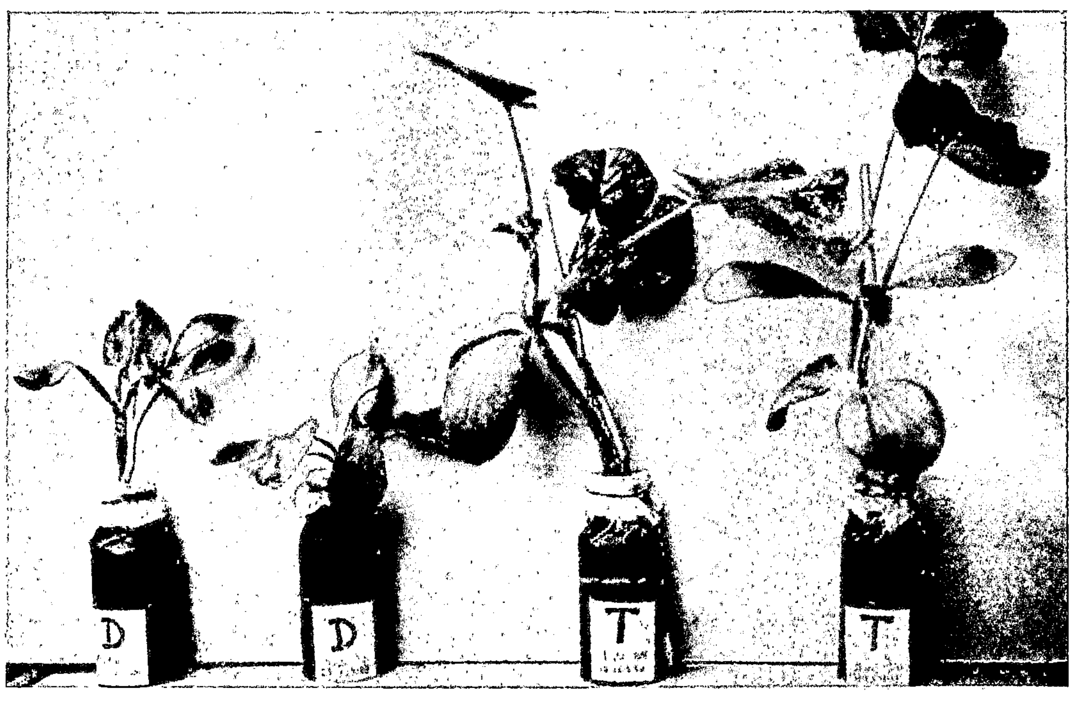

Stimulationswirkung des Thermalwassers auf Kürbispflanzen.

In den Versuchen D wurden die Nährsalze für die Wasserkultur der Pflanzen in destilliertem Wasser, in den Versuchen T im Gasteiner Thermalwasser aufgelöst; Versuchsstand nach 19 Tagen (Versuche von *F. Bukatsch*).

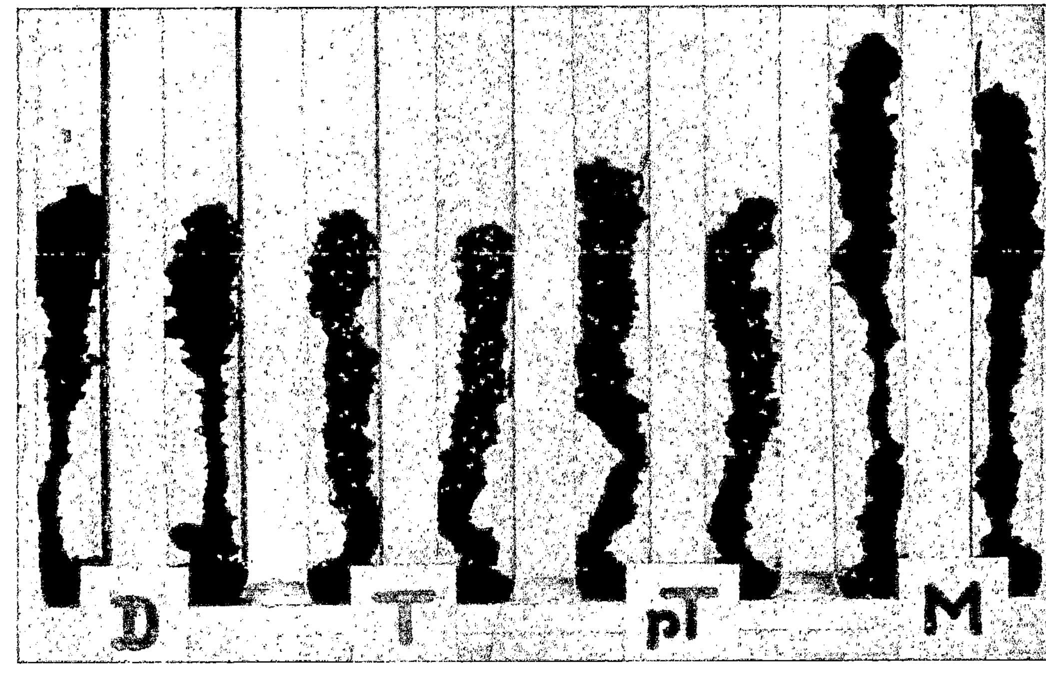

Hemmung des Alterns bei der Traubezelle durch Thermalwasser.

Der aus einem Kristall von gelbem Blutlaugensalz in Kupfersulfatlösung auswachsende Schlauch zeigt das Altern seiner Wand durch Dunklerwerden, Faltenbildung und Abplattung des Schlauchlumens an. Bei Auflösung des Kupfersulfates in Gasteiner Thermalwasser (T) sind die Alterungsvorgänge gegenüber der Auflösung des Kupfersulfates in destilliertem Wasser (D) bzw. Modellwasser (M) wesentlich verzögert; Entfernung der Schwermetallkationen durch Permutitfiltration des Thermalwassers (pT) beeinflußt diesen Effekt nicht. Zustand 40 Minuten nach Beginn (Versuche von *F. Scheminzky*).

Dunstbad außer Betrieb war, die Dunstzuleitungen alle abgesperrt und die Räume gut durchgelüftet waren. Trotzdem war die Ionisation hoch. Die dabei im cm³ Luft ermittelten Ionenzahlen lauten:

	n+	n—
Einzelwert: Gurgelraum im Erdgeschoß:	31.600	28.300
Durchschnittwert aus 4 ebenerdig. Räumen:	25.200	24.300
Durchschnittswert aus 4 Räumen im 1. Stock:	17.700	16.200
Durchschnittswert der Räume des ganzen Gebäudes:	21.400	20.200

Die hohen Werte im Dunstbad bei abgesperrtem Dunst- und damit Radonzustrom wiesen auf die Mitwirkung des bereits besprochenen sog. aktiven Niederschlages hin.

Diese Feststellung veranlaßte, auch in Thermalbadekabinen und in Häusern, die Thermalbaderäume haben, Messungen vorzunehmen. Zum Vergleich wurden außerdem auch die Ionen in der Luft eines Baderaumes für Bäder mit gewöhnlichem Wasser ermittelt.

	n+	n—
Baderaum für gewöhnliches Wasser	1.350	1.200
„ „ Thermalwasser	21.800	19.300

Die Durchschnittswerte der Ionen in den Thermalbaderäumen stellen das Mittel aus je zwei Messungen an verschiedenen Tagen dar. Der Apparat stand hiebei am Rande der mit Thermalwasser gefüllten, in den Boden versenkten Wanne. Es wurde der Wert in Baderäumen mit Wannen verschiedenen Inhalts bestimmt. Die vorher erwähnte Ionenzahl wurde bei einer Wannengröße von 600 l gemessen.

Bei den Messungen in den Thermalbaderäumen zeigte es sich, daß wohl die Ionenzahlen in unmittelbarer Nähe des Thermalwassers am höchsten waren, die Meßergebnisse im ganzen Baderaum sich jedoch nicht wesentlich unterschieden. Selbst in Thermalbaderäumen, die wochenlang außer Betrieb waren, auf deren Luft also kein Radon durch frisches Thermalwasser einwirken konnte, wurden ebenfalls hohe Ionenwerte gefunden. Hohe Ionisation wurde auch in den anschließenden Gängen und den übrigen benachbarten Räumen gefunden; ein Beweis für den Beschlag mit „aktivem Niederschlag" in der weiteren Umgebung oder — wie es G e r k e (1) nannte — für die „radioaktive Verseuchung".

Diese Tatsache führte zur Ionenmessung auch in Zimmern und Gängen von Häusern mit Thermalbädern.

Dabei mußte berücksichtigt werden, daß durch Staub oder Rauch die Zahl der Großionen steigt, Kleinionen sich aber zum Teil an erstere anlagern. Da mit dem Ebertschen Ionenaspirator die Zählung von Großionen, wie erwähnt, nicht möglich ist, sinkt bei deren Zunahme scheinbar die Anzahl der Ionen. So sinken die Kleinionenzahlen z. B. schon durch Zigarettenrauch auf ein Minimum ab. Es mußte daher darauf geachtet werden, die Messungen bei möglichst ähnlichem Staubgehalt der Luft vorzunehmen.

Auch für diese Ionenzählungen wurde der Durchschnitt aus zwei bis drei Messungen an verschiedenen Stellen als Grundlage genommen. Über die Resultate gibt nachstehende Tabelle Auskunft:

Tab. 15. Ionenmessungen in Häusern in Bad Gastein nach Gerke (1).

Haus	Ganzes Haus	Erdgesch.	I.	II.	III.	IV.
			Stock			
M.	n+ 5354	7400 B.	5760	4520	4080	5010
	n— 4420	5870 "	4530	3830	3760	4110
G.	n+ 4264	4130	2430	6150 B.	4230	4380
	n— 4137	2990	3450	5825 "	4960	3460
S.	n+ 4476	4080	4035	5170 B.	4620	——
	n— 4276	3440	4800	4400 "	4470	——
H.	n+ 3324	4170 B.	2830	2972	——	——
	n— 3126	4200 "	2415	2770	——	——
R.	n+ 2414	2900 B.	2175	1975	2605	——
	n— 1938	2174	1370	2185	2015	——
Ge. ohne B.	n+ 1243	1497	774	1457	——	——
	n— 1193	1746	572	1260	——	——
F. ohne B.	n+ 860	451	970	1160	——	——
	n— 877	648	912	1061	——	——

B. = Thermalbaderäume.

Die höchsten Werte fanden sich in den drei ersten Häusern, die an jener Stelle des Berghanges stehen, wo die Thermalursprünge liegen. Die stärkere Radioaktivität von Freiluft und Bodenluft dürfte dabei mitbeteiligt sein. Auch scheint nach G e r k e (1) die Zuleitungsstrecke eine Rolle zu spielen.

Die höheren Ionenzahlen der abgeschlossenen Luft in Räumen im Vergleich zur Freiluft zeigt sich auch anderswo bei normalen Boden- und Luftverhältnissen. Auch normalerweise ist in der Luft eine ganz kleine Radonmenge enthalten. Diese bildet auch einen minimalen aktiven Niederschlag, unsichtbar zwar, aber wie Tau alle Oberflächen bedeckend. So kommt es, daß auch an Orten ohne besondere radioaktive Eigentümlichkeit der Radongehalt der Zimmerluft siebenfach höher als jener von Freiluft ist.

Nun lassen sich Ionenzahlen nicht direkt mit dem Radongehalt vergleichen, obwohl letzterer die Ionenzahlen beeinflußt. Die zu geringe Reichweite der ionisierenden α-Strahlen des Radons und umgekehrt die hierfür zu großen Maße der Ionenzählapparate sind die Ursache. Man würde beim Versuch, die mit dem Ebertschen Ionenaspirator gefundenen Ionenzahlen auf Curie-Einheiten umzurechnen zu kleine Curie-Werte erhalten. Trotzdem ermöglichen die Kleinionen-Messungen Rückschlüsse auf die Radioaktivität der Luft. So wiesen Hess u. Schrödinger nach, daß einem höheren Gehalt an Radon, Radium A und Radium C auch deutlich erhöhte Ionenzahlen entsprechen. Die Messung der Kleinionen hat vor allem den Vorteil, einfacher als jene des Radongehaltes zu sein.

Der Radongehalt der Luft in Bad Gastein.

„Nach im Gang befindlichen Untersuchungen sind auch die in der freien Luft des Ortes vorhandenen Zerfallsprodukte der Radium- und Thorium-Emanation in Mengen nachzuweisen, die ein bedeutendes Vielfaches des Normalgehaltes der Luft an solchen Stoffen sind", schrieb G e r k e s e n. bereits im Jahre 1913. Die damaligen Untersuchungsergebnisse sind nicht bekannt. Erst im Jahre 1935 wurden dann von K o s m a t h in Zusammenarbeit mit G e r k e j u n. (3)

neuerlich derartige Messungen durchgeführt. Es wurde der Radongehalt der Freiluft in Bad Gastein im Durchschnitt 9mal größer gefunden als der Normalwert, welch letzterer 1.3×10^{-16} C/cm³ = 0.00013 nC/l beträgt.

Auch die Radonkonzentration der Stollenluft wurde untersucht. Diese ist von verschiedenen Faktoren abhängig; nicht allein vom Radongehalt und der Ergiebigkeit der Quelle, sondern auch vom Zutritt der Freiluft, der Art der Quellfassung, dem aktiven Niederschlag an den Stollenwänden und von der Radioaktivität der Quellsinter. Deshalb gehen in Tab. 16 der Radongehalt von Stollenluft und Thermalwasser nicht parallel.

Tab. 16. Radongehalt in den Thermalstollen nach Gerke (3).

Stollen	Radongehalt der Luft (Mittelwert) nC/l *)	Ergiebigkeit der Quelle l/Min.	Radongehalt des Wassers (Mittelwert) nC/l
Reissacher Stollen	0,2647	179	62
Rudolf Stollen (am Quellurspr.)	0,3745	354	14
Franz Josef-Stollen (am Quellurspr.)	1,470	146	39
Elisabeth-Stollen (am Quellurspr.)	2,643	1.622	60

Die Radonkonzentration der Luft von Innenräumen betrug:

bei Häusern mit Thermalbädern (Gesamtdurchschnitt)   0,00605 nC/l
in einem Haus ohne Thermalbäder (Durchschnitt)   0,00091 nC/l

Während der letzte Wert durchaus jenem der Zimmerluft an Orten ohne jede radioaktive Besonderheit entsprach, war demgegenüber der Gesamtdurchschnittswert der Häuser mit Thermalbadeanlagen mehr als sechsfach höher.

Die Messungen des Radongehaltes in Thermalbaderäumen während des Badens waren besonders aufschlußreich. Es ver-

---

*) Die Originalzahlen von Gerke sind in 10^{-16} C/cm³ angegeben, wurden hier aber zur leichteren Vergleichsmöglichkeit mit anderen in diesem Buche angeführten Zahlen auf nC/l umgerechnet.

lief die Zu- und Abnahme des Radongehaltes wie nach-
stehend:

	nC/l
Vor dem Einlassen des Thermalwassers:	0·0013
2 Minuten nach dem Einlassen:	0·252
15 „ „ „ „ :	0·210
30 „ „ „ „ :	0·202
45 „ „ „ „ :	0·150

In Kurvendarstellung gleicht dieser Verlauf der Radon-
zu- und -abnahme ganz auffallend jenem, der sich unter
gleichen Bedingungen bei den von G e r k e (3) vorgenomme-
nen Ionenmessungen ergeben hatte.

Der Abfall der Radonkonzentration ist durch Entwei-
chen aus dem Baderaum bedingt.

Die Ansicht, daß sich Radon, weil schwerer als Luft, unmittelbar über der Wasseroberfläche lagert und sich nicht
gleichmäßig in der Luft des Baderaumes verteilt, konnte bei
diesen Messungen widerlegt werden; denn die an verschiedenen Stellen im Raum gemessenen Radonwerte unterschieden
sich nur sehr wenig von jenen dicht über der Wasseroberfläche festgestellten.

Der Radongehalt schwankte auch je nach Füllart des Bades, ob nämlich das Wasser stark oder wenig sprudelnd ein-
lief und demzufolge gewissermaßen mehr oder weniger
„entemaniert" wurde.

Es zeigt sich demnach, daß der Radongehalt in der Freiluft in Bad Gastein neunmal, in der Zimmerluft in Häusern
mit Thermalbädern rund siebenmal höher ist als jener in
Orten mit normalen Radioaktivitätsverhältnissen, und daß
es in Bad Gastein auch o h n e Bädergebrauch zu einer „natürlichen Dauerinhalation" von Radon kommt. Der Radonwert dieser Dauerinhalation, auf deren Bedeutung für die
Kurwirkung schon im Jahre 1913 G e r k e (sen.) ausdrück-
lich hingewiesen hatte, erreicht nach Berechnungen von
G e r k e (jun.) (3) in 24 Stunden jenen der Inhalation während eines halbstündigen Thermalbades. Dieses, wie es G e r k e

(jun.) (4) nennt, „radioaktive Milieu" ist vielleicht die Ursache für die bekannte Erscheinung, daß in Bad Gastein auch ohne Thermalbäder Herd- und Allgemeinreaktionen, entsprechend der sog. Bäderreaktion, auftreten können.

Um noch sonstige Ursachen für den erhöhten Radongehalt aufzufinden oder auszuschließen, wurde auch der Radongehalt des Gasteiner Achenwassers gemessen. Da dessen Herabstürzen im Wasserfall einem Entemanieren gleichkommt, wurde der Radonwert oberhalb und unterhalb des Falles bestimmt. Der Wert oberhalb betrug 0.120 nC/l, jener unterhalb 0.095 nC/l. Da sowohl die Radonmenge an sich als auch ihre Verminderung im Fall so gering sind, darf der Einfluß der Radioaktivität des Achenwassers auf den Luftradongehalt vernachlässigt werden.

Auch das gewöhnliche Trinkwasser wurde in diesem Zusammenhang untersucht und ergab einen Radonwert von 1.04 nC/l als Durchschnitt aus drei Messungen.

Die besonderen Luftverhältnisse in Bad Gastein sind also durch drei Eigenschaften gekennzeichnet: n e g a t i v e   L a d u n g in der Nähe des Wasserfalles, h o h e   I o n i s a t i o n und h o h e r   R a d o n g e h a l t überall dort, wo Thermalwasser entspringt, fließt oder verbraucht wird.

Alle bisherigen Luftuntersuchungen erstreckten sich jedoch ausschließlich auf die p h y s i k a l i s c h e n Eigenschaften. Es sollen darum Worte von F r e s e n i u s (1) aus dem Jahre 1934 wiedergegeben werden:

„Neben den mehr oder weniger rein physikalischen Verhältnissen sollte aber auch der c h e m i s c h e n Zusammensetzung der Luft gerade in den Kurorten weit größere Aufmerksamkeit geschenkt werden. Es fehlt uns zur Zeit noch fast völlig an Untersuchungen über die in kleinsten Mengen vorhandenen Gase, die mit den Quellen zutage treten. Selbstverständlich läßt sich nicht von vornherein sagen, ob und inwieweit bestimmte, in Spuren der Luft zugemischte Gase für die bekannten Einflüsse verschiedener Luft auf das Wohlbefinden der Menschen in Betracht kommen. Es ist aber unbedingt notwendig festzustellen, ob und in welchen Mengen sie überhaupt vorhanden sind. Sicher erscheint nur, daß viele heute noch durchaus unerklärte, erfahrungsmäßige Beobachtungen sich einheitlich übersehen lassen werden, sobald wir einmal in der Lage sind, die Luft relativ ebenso genau zu untersuchen, wie das schon heute bei Mineralwässern möglich ist."

Doch nicht nur unbekannte gasförmige, sondern auch feste Bestandteile der Luft müssen für eine Mitwirkung in Betracht gezogen werden, zumal diese, eingeatmet, großteils auf der Schleimhaut der Atemwege verbleiben. Nach A m e l u n g ist die chemisch-stoffliche Natur der Luft-Ionen, wie man heute weiß, von viel größerer medizinisch-biologischer Bedeutung als deren elektrische Beschaffenheit. H a e - b e r l i n hält es nicht für ausgeschlossen, daß es in der Luft Stoffe gibt, die man als „Vitamine der Luft" werten könnte.

Das Klima im allgemeinen.

Ebenso wichtig wie die Zusammensetzung und die Beschaffenheit der Luft, gewissermaßen die Anatomie des Luftkörpers, sind die Vorgänge und das Geschehen in der Luft, also die Physiologie des Luftkörpers. Ist doch das „Luftkolloid" ein gar nicht stabiles, sondern im Gegenteil sehr labiles Gefüge, weshalb D o r n o die frische Luft auch als „lebendige Luft" bezeichnet.

Niederschlag und Wind bestimmen neben Sonnenbestrahlung und Luftdruck die Temperatur und mit dieser zusammen den Gesamtzustand des Luftkörpers, das Klima.

An Hand von Aufzeichnungen vierzigjähriger Beobachtungen während des Zeitraumes von 1891 bis 1930 gab S t e i n h a u s e r im Jahre 1937 eine Übersicht über das Klima des Gasteiner Tales.

Bad Gastein liegt am Hang der zweiten, über 200 m hohen Stufe des Gasteiner Tales. Umgeben von Bergkämmen, an

den Talseiten mit einer Höhe bis zu 2500 m, am südlichen
Talende bis zu 3200 m, abgeschlossen am nördlichen Tal-
ausgang durch eine Talenge gegen das Salzachtal, besitzt das
Gasteiner Tal mehr den Charakter eines Beckens als den
eines richtigen Tales.

Von den Niederschlägen.

Was nun die Niederschläge betrifft, so ergibt sich das jeweilige Minimum am 10. November. Sehr niedrig sind auch
die Werte am 22. Jänner und am 21. Februar. Das Maximum
der Niederschläge hingegen findet sich am 26. Juni. Nieder-
schlagreiche Zeiten reihen sich oft in raschem Wechsel an
niederschlagarme, so z. B. Ende Juni, der Zeit der meisten
Niederschläge. Diese Feststellungen sind deshalb von Bedeutung, weil sich diese Niederschlagsfolge nach S c h m a u ß (2)
als ziemlich beständig erwies.

Im Winter folgen nicht so viele Niederschlagstage hinter-
einander wie im Sommer. Dafür sind die einzelnen Niederschläge im Winter längerdauernd und weniger ausgiebig als
umgekehrt im Sommer. Am häufigsten fallen die Niederschläge bei Nacht. In den 1937 vorhergehenden zehn Jahren
hat es im Juli, dem einen der sog. Hauptsaisonmonate,
durchschnittlich an 17 Tagen geregnet, meist zwar nur einige
Stunden täglich.

Während der stärksten Regentage ist auch der Wasserfall
und damit die negative Luftladung am größten. Nun reinigt
Regen nicht bloß die Luft, sondern es kommt beim lang-
anhaltenden sog. Land- oder Schnürlregen nach P f l e i -
d e r e r u. B ü t t n e r ebenfalls zu dem von L e n a r d be-
schriebenen sog. „L e n a r d - E f f e k t". Dies bedeutet,
daß in Bad Gastein beim Schnürlregen der Lenard-Effekt
nicht nur durch das Wachsen des Wasserfalles, sondern überdies durch die Wirkung des Dauerregens verstärkt wird. Somit vermehrt der Schnürlregen die durch den Wasserfall be-
dingte negative Luftladung.

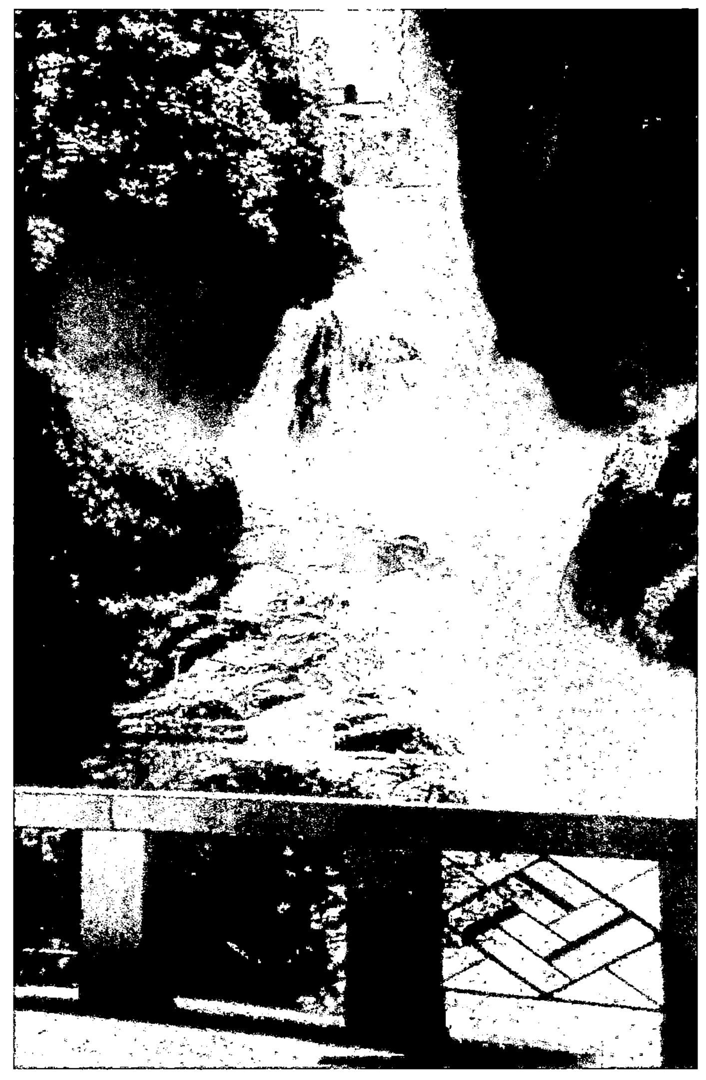

Der obere Wasserfall von Bad Gastein

trägt ebenso wie der untere Fall wegen der Zerstäubung großer Wassermassen
wesentlich zur elektro-negativen Luftaufladung (Lenard-Effekt) in Bad Gastein bei.

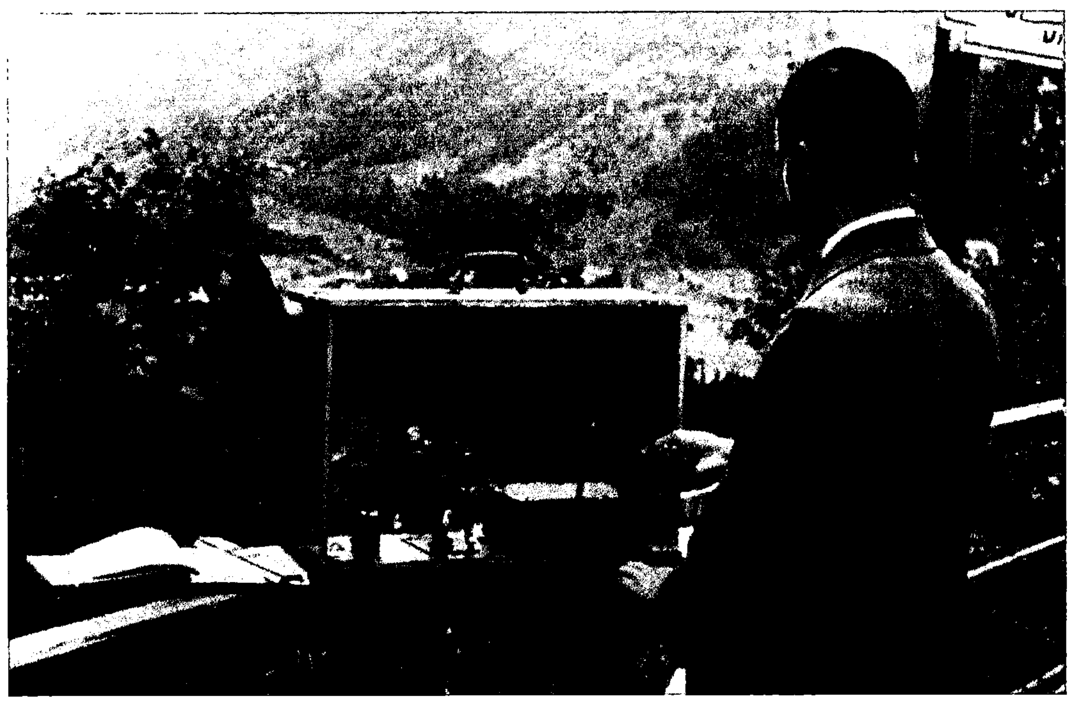

Messung der Luftionisation mit dem Ebertschen Ionenaspirator,
mit welchem *O. Gerke* (jun.) seine Untersuchungen in Bad Gastein ausführte.

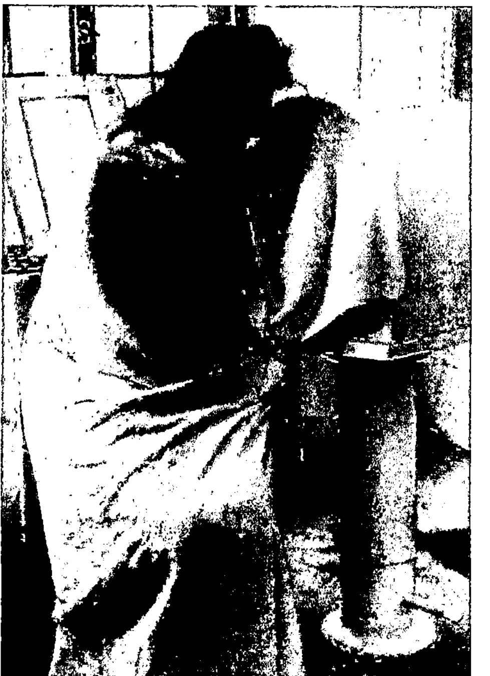

Armkasten

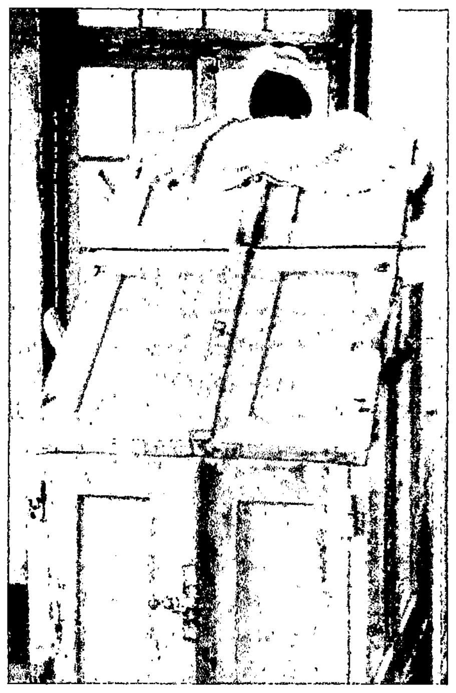

Ganzkasten

Im Naturdunstbad von Bad Gastein

wird der von der Elisabeth-Quelle durch eine Schachtanlage aufgefangene Quelldunst zu Warmluft-, Dunst- und Emanationsbädern ausgenützt.

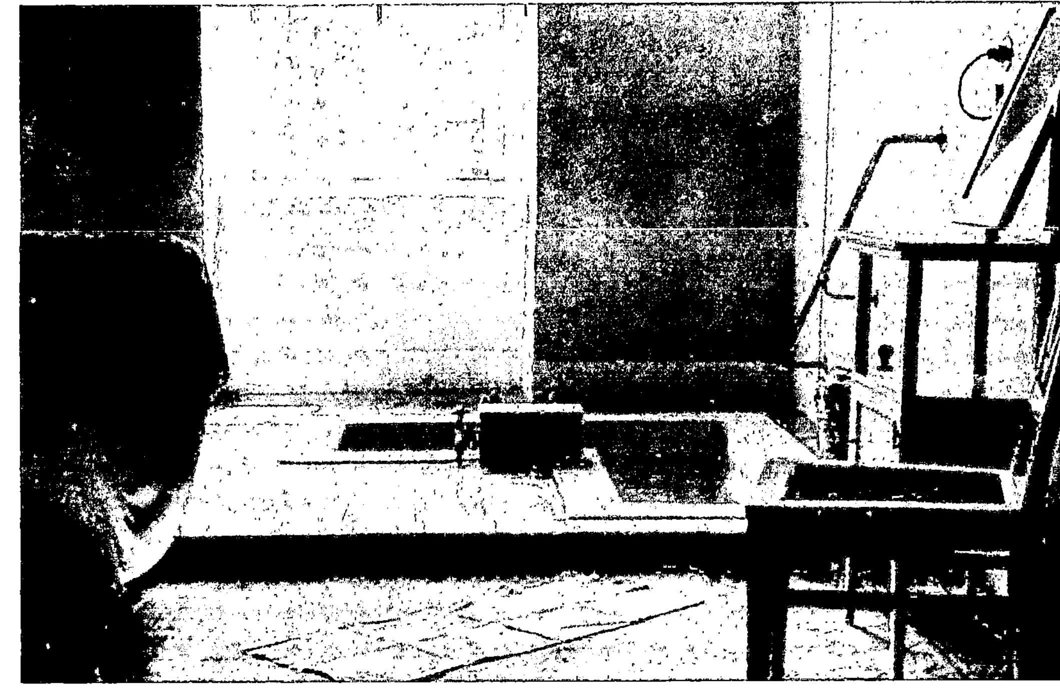

Neuzeitliches Thermalbad in Bad Gastein.

In die im Boden versenkte und durch eine Unterwasserstiege zugängliche Badewanne kann zur Einstellung der vorgeschriebenen Badewärme naturheißes und gekühltes Thermalwasser durch eine Mischbatterie eingelassen werden.

Daß Kranke während solcher Regenperioden oft eine Besserung verspüren können, möge eine kleine historische Illustration dartun: v. Bismarck schrieb während der Gasteiner Kur in einem Brief vom 4. August 1865: „Mit der Gesundheit geht es gut, und ich fühle mich viel kräftiger. Sonst läßt sich nichts Merkwürdiges aus dieser Dampfwaschküche melden, wenn ich nicht in Politik verfallen will . . ."

Vom Wind.

Außer durch Niederschlag wird das Klima, wie erwähnt, auch vom Wind beeinflußt. Wind verursacht Austausch und auch Änderung des Luftkörpers; dies umso mehr, je stärker die Saugwirkung des Windes Bodenluft aus den Poren und Spalten des Erdbodens zieht. Sollen nun die Windverhältnisse untersucht werden, dann gilt nach Pfleiderer u. Büttner der Grundsatz, der auch für die Temperatur zutrifft, daß die lokalen Klima-Eigentümlichkeiten sich hauptsächlich bei heiterem Wetter herausbilden, während bei windigem und wolkigem Wetter fast alle Klima-Eigentümlichkeiten verschwinden. Deshalb soll man besonders die Mittelwerte der Temperatur, der Feuchtigkeit und des Windes an heiteren Tagen feststellen.

Beim Studium der Windverhältnisse in Bad Gastein zeigte sich, daß die Windstärke mittags am größten ist. Weiters, daß die Windrichtung wider Erwarten nicht dem Talverlauf entspricht, sondern durch den Einfluß der verschiedenen einmündenden Seitentäler, des Wasserfalles und der unterschiedlichen Besonnung der Hänge sehr kompliziert wird. Ferner wehen mittags, hauptsächlich bei schönem Wetter, Südwinde anstatt der sonst in Gebirgstälern um diese Tageszeit üblichen Bergauf-, in diesem Falle also Nordwinde, wofür meist Südföhn die Ursache ist.

Wenn auch das Gasteiner Tal als quer zum Gebirgskamm verlaufendes Hochalpental im allgemeinen recht windgeschützt ist, so ist gerade der Föhn besonders in den Frühjahrsmonaten März bis Mai, aber auch im Herbst eine charakteristische Erscheinung; werden doch nach P f l e i d e r e r und B ü t t n e r in den großen Quertälern der Alpen 50 und mehr Föhntage im Jahr verzeichnet.

Föhn entsteht, wenn warmfeuchte Luft vom Mittelmeer her nordwärts in die Alpen vordringt. Während es dann im Süden der Alpen zu Nebel und Regen, in höheren Lagen sogar zu Schneefall kommt, ist es im Norden zur gleichen Zeit bei blauem Himmel warm und trocken. Dies beruht darauf, daß die Temperatur der vom Süden über die Alpen strömenden Luftmassen beim Aufsteigen abnimmt, und zwar um 0.5^0 C pro 100 m Höhe, beim Absteigen jedoch über diesen Verlust hinaus wieder zunimmt, und zwar um 1^0 C/100 m. Und da die Luftmassen außerdem beim Aufsteigen durch die Niederschläge an Feuchtigkeit verlieren und diese beim Absteigen nicht ersetzt wird, so ist der Föhnwind nicht nur warm, sondern auch trocken.

Die Föhnluft ist durch äußerste Reinheit und dadurch größte Sichtweite gekennzeichnet und ist zufolge des Verlustes der Kerne und Großionen durch die Niederschläge reich an Kleinionen. Die Föhnluft ist nach I s r a e l deshalb stark ionisiert.

Die in Bad Gastein schon durch Radioaktivität erhöhte Luftionisation wird also durch Föhn noch gesteigert. Ein Umstand, der vielleicht die schweren körperlichen, besonders aber psychischen Reaktionen bei labilen Menschen an Föhntagen besser verständlich macht.

Das Höhenklima.

Da die Meereshöhe die Wirkung des Klimas wesentlich beeinflußt, bildet sie auch die Grundlage für eine Einteilung der verschiedenen Klimate. Die bioklimatische Begrenzung des Hochgebirgsklimas als Heilklima liegt nach P f l e i d e r e r u. B ü t t n e r zwischen 1000 und 2000 m Meereshöhe.

Mit zunehmender Höhe sinkt der Luftdruck und beträgt so, statt 760 mm Hg am Meeresspiegel, bei 1000 m, d. i. in der Höhe von Bad Gastein, nur mehr 674 mm Hg. Mit der

Tab. 17. Temperaturverhältnisse in °Celsius in Bad Gastein nach Steinhauser.

	Jänn.	Febr.	März	April	Mai	Juni	Juli	Aug.	Sept.	Okt.	Nov.	Dez.	Jahr
Temperaturmittel:													
7 Uhr	-5.8	-5.1	-1.3	2.2	7.1	10.0	11.3	10.5	7.2	3.4	-0.7	-4.2	2.9
14 Uhr	-1.6	0.6	6.0	9.3	16.2	17.5	19.4	18.8	15.6	10.8	2.6	-1.2	9.7
21 Uhr	-3.9	-3.0	1.1	4.6	9.4	12.0	13.6	13.2	9.6	5.5	0.3	-2.8	5.0
Tagesmittel	-3.8	-2.6	1.7	5.2	10.5	12.9	14.5	13.9	10.5	6.3	0.6	-2.8	5.6
Mittlere Abweichung der Monats- und Jahresmittel	1.55	1.81	1.18	1.13	1.11	1.07	1.14	0.85	1.16	1.27	1.50	1.38	0.39
Abweichung des höchsten Monatsmittels vom 30jährigen Mittel	3.5	5.2	2.4	2.5	2.3	3.4	2.7	1.4	1.9	3.8	5.4	3.4	0.9
Abweichung des niedrigsten Monatsmittels vom 30jährigen Mittel	-3.6	-6.0	-3.1	-3.0	-4.2	-2.9	-3.7	-2.4	-5.1	-4.6	-3.3	-3.6	-1.0
Absolute Veränderlichkeit	7.1	11.2	5.5	5.5	6.5	6.3	6.4	3.8	7.0	8.4	8.7	7.0	1.9
Monatsmittel d. täglichen Maxima	-0.3	1.1	7.8	11.2	16.0	20.3	22.1	21.2	18.0	12.1	6.6	0.4	11.4
Monatsmittel d. täglichen Minima	-5.9	-7.7	-2.8	1.2	5.1	8.0	10.3	9.5	7.3	2.6	-0.4	-5.6	1.7
Mittlere tägliche Amplitude	5.6	6.6	10.6	10.0	10.9	12.3	11.8	11.7	10.7	9.5	7.0	6.0	9.7
Mittleres Monats- und Jahresmaximum	7.2	8.8	15.0	20.1	24.3	28.0	30.0	29.0	25.1	20.9	16.0	9.7	30.8
Mittleres Monats- und Jahresminimum	-14.8	-17.6	-10.5	-5.6	-0.9	2.3	4.6	4.2	1.5	-3.8	-7.6	-14.4	-18.9
Absolutes Maximum	11.0	11.0	16.8	24.0	30.0	31.9	32.0	33.0	28.0	23.0	20.0	13.0	33.0
Absolutes Minimum	-19.0	-22.8	-16.0	-10.4	-4.6	0.0	2.8	0.2	-1.4	-8.0	-11.0	-19.2	-22.8
Extreme Schwankung	30.0	33.8	32.8	34.4	34.6	31.9	34.8	33.2	29.4	31.0	31.0	32.2	55.8

Die Angaben der ersten acht Zeilen wurden mit Hilfe der alten Station Badgastein, 1023 m, auf die 30jährige Periode 1901-1930 für die Lage der neuen Station Badgastein, 974 m, reduziert. Die Angaben der letzten sechs Zeilen wurden aus den Beobachtungen der neuen Station Badgastein, 974 m, in den Jahren 1926 — 1936 berechnet.

Abnahme des Luftdruckes wird die Luft dünner und es sinkt damit auch die Sauerstoffspannung. Diesem Sauerstoffmangel paßt sich der Körper durch gesteigerten Sauerstofftransport an; anfangs durch Entleerung der sog. Blutdepots, später durch vermehrte Bildung von Blutfarbstoff und roten Blutkörperchen. Diese Neubildung kann man durch den Nachweis von j u n g e n roten Blutkörperchen, den sog. Retikulozyten erkennen. G e r k e (5) hat im Jahre 1935 an 200 Einheimischen und Kurgästen diesbezügliche Blutuntersuchungen vorgenommen. Während bei Einheimischen keine Besonderheiten nachzuweisen waren, zeigte sich bei Kurgästen aus dem Tiefland im Laufe der ersten Woche eine Vermehrung der roten Blutkörperchen um 500.000 und ein Anstieg des Blutfarbstoffwertes um 15 bis 25%. Entsprechende Kontrolluntersuchungen zeigten, daß für diese Zunahme lediglich die Einflüsse der Höhenlage von Bad Gastein von entscheidender, andere Umstände, wie z. B. die Radioaktivität, jedoch nur von untergeordneter Bedeutung sind.

Zufolge des kürzeren Weges durch die Atmosphäre und zufolge der größeren Luftreinheit nimmt die Kraft der Gesamtstrahlung der Sonne mit der Höhe zu; und zwar um 2 bis 4% pro 100 m. Diese Intensitätssteigerung wird z. B. bei der Ultraviolettstrahlung bereits ab 500 Meter Meereshöhe bemerkbar. Die geringe Luftfeuchtigkeit bewirkt, daß die Luft selten schwül ist, wobei jedoch auch die niedrige Durchschnittstemperatur eine Rolle spielt. An der Alpennordseite beträgt nach P f l e i d e r e r u. B ü t t n e r die Temperaturverminderung pro 100 m Höhenzunahme durchschnittlich 0.51° C gegenüber 0.59° C an der Südseite. Im Frühjahr und im Frühsommer bleibt die Temperaturzunahme zufolge der Schneeschmelze gegenüber jener im Tiefland zurück, weshalb zu dieser Jahreszeit der Temperaturunterschied zwischen Höhenlage und dem Vorland am größten ist. Am geringsten ist dieser im Winter, da dann die Kaltluft in die tieferen Lagen hinabsinkt und außerdem durch den in Höhenlagen weniger bedeckten Himmel die Wärmestrahlung der Sonne zu besserer Wirkung kommt. Im Winter kann es sogar zur sog. Temperaturumkehr kommen, d. h., daß es in höheren Lagen wärmer ist als in tieferen.

Über die Temperaturverhältnisse in Bad Gastein im besonderen orientiert Tabelle 17 auf S. 91.

Veraltete Formen des Thermalwassergebrauchs.

Früher mehr denn heute ergänzte man das Baden im Thermalwasser durch sonstige Behandlungsweisen. Erwähnt wurde bereits die Anwendung des Badeschlammes. Daneben handhabte man lange Zeit das Schröpfen im Bad, bis dieses, im Übermaß angewandt, zu solchem Unfug wurde, daß u. a. N i e d e r h u b e r (1) energisch dagegen Stellung nahm. Noch im Jahre 1820 schrieb M i t t e r d o r f e r über die sog. Schröpfbäder: „Wem es nicht eckelt, der kann sich von diesem Blutbade, worauf zwey Badersgerechtsame das ausschließende Privilegium haben, in Gastein wöchentlich öfters überzeugen". Heute weiß man vom Schröpfbad — schon längst wie der Badeschlamm aus der Mode gekommen — nur mehr aus solchen und ähnlichen Aufzeichnungen.

Ebenfalls historisch ist eine andere Gebrauchsart der Therme, das Tropfbad. Man ließ dabei Thermalwasser von einer bestimmten Höhe auf kranke Körperpartien tropfenweise herabfallen, die Wirkung durch Höhe und Tropfengröße regelnd. Man nahm das Tropfbad neben dem gewöhnlichen Thermalbad täglich ein bis zwei Mal, eine, zwei, höchstens aber drei Viertelstunden lang. Das Wasser mußte dabei, wie v. B a r i s a n i (2) sich ausdrückte, „beständig laulicht" bleiben. Kaltes auftropfendes Wasser verursacht nämlich so starke Schmerzen, daß einstmals eine der schmerzhaftesten Foltermethoden darin bestand, kaltes Wasser auf den Kopf tropfen zu lassen. Stärker entzündete Stellen durften damit nicht behandelt werden; schon empfindlichere Körperstellen bedeckte man mit einer zusammengelegten Serviette, die man nach und nach entfaltete und schließlich ganz entfernte. Ein kräftig wirkendes Tropfbad war daher nicht für „schwache und wehleidige Kurgäste", für welche man das Tropfbad in ein sog. Spritzbad, d. i. Brausebad umgestaltete. Zur Zeit von v. B a r i s a n i machte man überdies v o r oder auch i m Bad „ganz gemächlich und sacht" sog. Reibungen mit einem Stück Tuch oder grobem Flanell an kranken Gliedern mit dem „herrlichsten Nutzen".

Das Dunstbad.

Unter der Bezeichnung „Dunstbad" verstand man nicht immer dasselbe. So sprach man nach M i t t e r d o r f e r auch dann von einem Dunstbad, wenn man kranke Glieder in das aus einem Heilwasser entweichende Gas hielt, von dem man damals annahm, daß es sich in einer Schicht von zwei bis drei Schuhen, also rund 60 bis 90 cm, über der Wasseroberfläche lagert. Man nannte dieses Verfahren auch Dampf- oder Qualmbad und hielt es, der flüchtigen Wasserbestandteile wegen, als noch weit wirksamer und durchdringender als ein Wasserbad.

Seit der Verlegung der Thermalquellursprünge in Stollen wurde es immer mehr Brauch, sich dort aufzuhalten, um sog. Stollendunstbäder zu nehmen. Es war aber der große Nachteil damit verbunden, daß sich die Kranken im Stollen ohne die nötigen Vorkehrungen ganz ausziehen und, trotz der Erkältungsgefahr, sich ohne Übergang wieder ins Freie begeben mußten.

N i e d e r h u b e r (2) errichtete deshalb auf eigene Kosten eine sog. Dampfbadeanstalt, zu deren Kastenbädern der Quelldunst aus der darunter liegenden Doktorquelle zugeleitet wurde, während man für die Stollendunstbäder zuletzt die Fürsten-, oder, wie sie heute heißt, Rudolfquelle benützt hatte.

Diese erste Dunstbadanlage bewährte sich nicht; der Quelldunst der Doktorquelle ist zu wenig warm und infolge der geringen Ergiebigkeit der Quelle auch mengenmäßig unzureichend, zumal der Dunst nur unter geringem Druck steht. Während die Temperatur der Stollendunstbäder im Fürstenstollen 45^0 C betrug, erreichte sie in diesen Dunstkastenbädern nur 41 bis 42^0 C. Es wurde darum von der Regierung ein von S t o r c h vorgeschlagener Neubau über dem Elisabethstollen bewilligt und in den Jahren 1827—1829 an seiner heutigen Stelle aufgeführt. Aber trotz reichlicher Dunstmenge und einer Temperatur von $42,5^0$ C erwies sich auch diese Anlage als unzweckmäßig, und dasselbe ergab sich nach dem, entsprechend den Vorschlägen von v. H ö n i g s - b e r g, im Jahre 1847 erfolgten Umbau. Die heutige Gestalt erhielt das „Naturdunstbad" im Jahre 1914. In einem 10 m hohen zylinderförmigen gemauerten Kamin von 90 cm Durchmesser steigt der Quelldunst vom Elisabethstollen auf und wird unmittelbar den Ganz-, Halb- oder Teilkästen und den Inhalationsansätzen zugeleitet. Durch Ruhen nach dem Dunstbad in kleinen Liegeräumen wird der Erkältungsgefahr vorgebeugt.

Auch die heutige Dunstbad-Anlage stellt keine Ideallösung dar, wie denn nach W o l l m a n n die Radon-Inhalation bisher in allen Radonbädern das „Stiefkind" darstellte. K o s m a t h u. G e r k e schlugen deshalb vor, an den Stollenausgängen gedeckte Liegeterrassen zu errichten. Vielleicht ermöglicht die besonders radioaktive Stollenluft des kürzlich erschlossenen Radhausberg-Unterbaustollens eine ganz neue Form natürlicher Emanationsbäder. Dies wäre deshalb von Bedeutung, da nach M a r k l das Radon bei Inhalation zu $29^0/_0$ und damit zehnfach besser als bei Trink- und Badekur ausgenützt wird.

Vom Trinken des Thermalwassers.

Die therapeutische Verwendung von Quelldunst oder Stollenluft läßt die g a s f ö r m i g e n Stoffe zu vermehrter Wirkung kommen. Durch Trinken wiederum erreicht man

die stärkere Einwirkung der nicht flüchtigen, also f e s t e n
Bestandteile.

Früher spielte das kurgemäße Trinken eine größere Rolle
als heutzutage. So schrieb v. E c k e l im Jahre 1738, daß
man vom Thermalwasser täglich auch ein bis drei Maß nach
und nach trinken kann, was einer Menge von rund $1^1/_2$ bis
4 Liter entspricht. Um das Jahr 1785 pflegte man nach
v. B a r i s a n i (2) beim morgendlichen Bad, je nach Zustand
und Krankheit des Kurgastes, ein halbes, ein oder andert-
halb Seitel, d. i. rund $^1/_4$ bis $^1/_2$ Liter, zu trinken, und zwar
„allzeit lauwarm, damit die flüchtigen Theile, die dem Badwasser viel Kraft geben, nicht verfliegen". Nach N i e d e r -
h u b e r (1) wirkt warm getrunkenes Thermalwasser stopfend,
über Nacht stehengebliebenes, ganz erkaltetes hingegen
stuhlfördernd, sehr oft auch leicht abführend, weshalb bei
Anlage zu Hartleibigkeit statt des warmen besser völlig erkaltetes Wasser getrunken werden soll. Für den Fall aber,
daß heißes Thermalwasser Diarrhöen verursachte, wurde es
nach M i t t e r d o r f e r zu Anfang des 19. Jahrhunderts
mit etwas Zucker getrunken. Etwas später, im Jahre 1834,
bemerkte v. M u c h a r, daß Thermalwasser entweder in seinem natürlichen, unvermischten Zustande oder auch als lauwarme Limonade getrunken wird. Sehr vielen verursache
aber dieses Trinken Blähungen, Drücken im Inneren und
andere Unannehmlichkeiten.

Wahrscheinlich war es diese trotz verschiedener Zusätze
geringe Bekömmlichkeit, die das Trinken von Thermalwasser aus der Mode kommen ließ. Heutzutage wird Thermalwasser aus der Rohrleitung des Ortsnetzes abgekühlt, mit
Kohlensäure versetzt und als sog. Gasteiner Heiltafelwasser
in Flaschen abgefüllt, für den Bedarf am Ort und für den
Versand.

Das Trinken erfolgt aus verschiedenen Gründen; entweder
um die Bestandteile auch innerlich zu verabreichen, oder
zwecks örtlicher Einwirkung z. B. auf die Schleimhaut des
Magens oder Darmes, oder aber zur Durchspülung z. B. der

Harnwege, oder wie z. B. bei Gicht wegen des geringen
Gehaltes an gelösten Stoffen.

Sicherlich wäre der vermehrte Gebrauch quellfrischen Thermalwassers, vor allem in Hinblick auf die Spurenelemente, sehr zu überlegen, wobei die bisher bekannt gewordenen Wirkungen der sog.
anorganischen Vitamine besonders dazu verlocken. Kupfer z. B. gilt
nach Kühnau (3) neben Eisen als wichtigster Katalysator biologischer
Oxydationsvorgänge z. B. des Vitamins C; Spuren von Kupfer sind
die Voraussetzung für die blutbildende Wirkung des Eisens; es wirkt
auf innere Drüsen, indem es z. B. die Adrenalin-Glykogenolyse in
der Leber hemmt, den Nüchternblutzucker senkt, also vielleicht antidiabetisch wirkt; bei Basedow scher Krankheit entgiftet es das
Thyroxin; bei rheumatischer Infektion wirkt es giftbindend; ferner
ist noch besonders bemerkenswert seine Peroxydaseförderung, unbeschadet von Licht, Luft und Hitze.

Mangan wiederum gilt als die Ursache der katalytischen Wirkung vieler Heilwässer; sein Mangel wirkt bei weiblichen Ratten
und Mäusen störend in der Eireifung, bei männlichen entsteht Sterilität, bei jungen Wachstumsstillstand. Mangan ist bei Diabetes in der
Leber vermehrt und wirkt scheinbar ebenfalls antidiabetisch.

Zink aber beeinflußt die Geschlechtsdrüsenfunktion, die Harnabsonderung der Nieren, verstärkt und verlängert die Insulinwirkung; es wirkt — wenn auch in anderer Weise als Kupfer und Mangan — antidiabetisch; es verstärkt und verlängert die Histaminwirkung auf die Magensalzsäure-Produktion; es fördert den Haarwuchs;
es ist vor allem zum normalen Wachstum notwendig. Dabei ist der
tägliche Zinkbedarf höher als jener an Eisen, Kupfer oder Mangan,
weshalb Zinkmangel gar nicht so selten zu sein scheint.

Kobalt, dieses „bisher von Balneologen und Biologen in gleicher
Weise vernachlässigte Metall" scheint spurenweise in Heilwässern oft
vorzukommen. Vor allem glaubte man bisher, daß es für den menschlichen Organismus bedeutungslos sei. Zu reichliche Kobaltgaben
rufen bei Ratten übermäßige Vermehrung der roten Blutkörperchen
und der Blutmenge hervor. Die tägliche Bedarfsmenge an Kobalt
liegt unter einem Hundertstel der nötigen Mengen an Eisen, Kupfer,
Mangan und Zink. Ob all dieser Eigenschaften meint deshalb Kühnau, daß die Bedeutung des Kobalts für die Balneologie nicht hoch
genug eingeschätzt werden kann.

Noch ist es nicht bekannt, wieviel verschiedene Elemente
im Gasteiner Thermalwasser überhaupt vorhanden sind; noch
viel weniger, welchen eine lebenswichtige Bedeutung zukommt. Ausführlichere Analysen werden dies ermöglichen.
Was die Trinkkuren im besonderen anbelangt, wird es zu
erwägen sein, quellnahe Brunnen zu schaffen und die Wässer
der einzelnen Heilquellen zu scheiden in solche mit beson-

ders hohem Gehalt an flüchtigen Stoffen, zumal Radon, und solche mit besonders hohem Gehalt an gelösten festen Stoffen, zumal Schwermetalle.

Auch erscheint es überlegenswert, das radonhältige Thermalwasser mit fett- oder lipoidhältigen Getränken gemischt trinken zu lassen; denn Radon wird nach V a t e r n a h m in Öl gelöst zu 44%, in Wasser gelöst jedoch nur zu 31% resorbiert, also aufgesaugt. Radon ist, wie erwähnt, in Fetten und fettähnlichen Stoffen in wesentlich größerem Ausmaß als in Wasser löslich; in Schweinfett oder Lanolin z. B. rund 30 mal, in Olivenöl sogar 100 mal mehr. Eine Tatsache, die bereits im Jahre 1936 zur Herstellung der „Gasteiner Radonsalbe" Anlaß gab zwecks verstärkter örtlicher Behandlung.

Die Zeit ist noch nicht gekommen, um aus den zahlreichen Beobachtungen und mannigfaltigen Versuchsergebnissen endgültige Folgerungen zu ziehen. Tatsachen wurden in großem Umfange gesammelt. Sie sollen die Grundlage bilden für spätere Schlüsse. Der in dieser Schrift gegebene Überblick möge überdies den Beginn neuer Forschungen erleichtern. Der Möglichkeiten sind gar viele. So sei als Beispiel genannt das Studium des Einflusses der Therme auf die feinsten Gefäße, die Kapillaren, mittels des Kapillarmikroskopes oder auch, nach R y s z k i e w i c z, mittels des Hautspannungsprüfers. Endziel aller Forschung muß die Meßbarkeit der Wirkung sein, ihr Endergebnis aber die genaue Dosierbarkeit.

Literaturverzeichnis.

A b e l: zit: bei H. M a c h e, Badgasteiner Badeblatt 1935, Nr. 25. — A b r a h a m c z i k, E.[1]: Mikrochemie, Bd. 25, 240 (1938). — A d a m s: Journ. of. Geol. 1923. — A e c k e r - l e i n, G.: (1) Med. Welt 1934, 560; — (2) in F. G u d z e n t: Gicht, Rheuma, Aufbrauchskrankheiten. S t e i n k o p f f, Dresden und Leipzig, 1935; — (3) Balneologe, Bd. 1, 28 (1934). — A m e l u n g, W.: Balneologe, Bd. 6, 218 (1939).

B a r i s a n i, J. von[2]: (1) Dissertatio Inauguralis Chemico-Medico de Thermis Gasteinensibus. Dissertations-Schrift zum 31. August 1780. Vindobonae Typis Ioseph Nobilis de K u r z b o e c k; — (2) Physikalisch-Chemische Untersuchung des berühmten Gasteiner Wildbades. Hochfürstl. Hof- und Waisenhausbuchhandlung, Salzburg, 1785; — (3) zit. bei J. N i e d e r h u b e r: Erläuterungen über den nützlichen Gebrauch des Gasteiner Wildbades. Fr. Xav. D u y l e, Salzburg, 1792. — B a u d i s c h: zit. bei W. A. A l e x a n d r o f f und D. P a w l o f f: Balneologe, Bd. 1, 274 (1934). — B a u m g a r t - n e r[3]: zit. bei E b l e: Die Bäder zu Gastein. Leop. G r u n d, Wien, 1834 (S. 88). — B e c k, D., Professor der Mathematik an der Universität Salzburg: zit. bei J. von B a r i s a n i: Physikalisch-Chemische Untersuchung des berühmten Gasteiner Wildbades. Hochfürstl. Hof- und Waisenhausbuchhandlung, Salzburg, 1785. — B e r g: zit. bei B e h r e n d - B e r g: Chemische Geologie. Ferdinand Enke, Stuttgart, 1927. — B e r w e r t h, F.: zit. bei H. M a c h e und M. B a m b e r g e r: Sitzgsber. Akad. Wiss. Wien, Math.-naturw. Kl. Abt. IIa, Bd. 123, Februar 1914. — B i l l a r d, G.: Presse méd., Bd. 13 (1927). — B i s m a r c k, F ü r s t O. v o n: zit. bei O. G e r k e: Gasteiner Badebüchlein. B r a u m ü l l e r, Wien, 1941; wahrscheinlich veröffentlicht in F ü r s t O t t o v o n

---

[1] A. hat als Chemiker 1937 am Forschungsinstitut Gastein gearbeitet und für die Untersuchungen von A. J a n k e (Zbl. f. Bakteriol., Parasitenkde. u. Infektionskrkht. II. Abt. 98, 97 [1938]) das Modellwasser berechnet. A. selbst hat über das Modellwasser nichts veröffentlicht, dessen Zusammensetzung ist aber bei J a n k e angeführt.

[2] Arzt in Bad Gastein 1780 — 1791.

[3] Militärarzt in Hofgastein von 1832 — 1837.

B i s m a r c k: Briefe an seine Braut und Gattin. Herausgegeben vom F ü r s t e n H e r b e r t B i s m a r c k, 7. Aufl., J. G. Cotta'sche Buchhdlg. Nachf., Stuttgart und Berlin, 1922. — B u c h, L. v o n: Geognostische Beobachtungen auf Reisen durch Deutschland und Italien angestellt. I. Band, Gastein (Bad, Analyse, Bergbau: S. 234 — 248), Berlin, 1802; zit. bei A. v o n M u c h a r: Das Tal und Warmbad Gastein. D a m i a n u. S o r g e, Graz. 1834 (S. 186) — B u k a t s c h, F.: (1) Balneologe, Bd. 6, 1 (1939); — (2) Radiologica, Bd. 3, 55 (1938). — B u k a t s c h F. u. M.: Balneologe Bd. 7, 1 (1940). — B y c h o w s k a j a: zit. nach I s r a ë l - K ö h l e r, A m e e l y und O p i t z, laut J. K ü h n a u: Radioaktive Quellen in: H. V o g t: Lehrbuch der Bäder- und Klimaheilkunde. Springer, Berlin, 1940 (S. 585).

C u r i e, I r e n e u n d F. J o l i o t: zit. bei A. H a r t w i c h: Medizinische Entdeckungen des Atomzeitalters. Die Presse (Wien), Nr. 14 (1947). — C u r i e P. u. A. L a b o r d e: C. R. Ac. Sc. (Paris) Bd. 138, 1150 (1904).

D a y u. S h e p h e r d: Bull. Geol. Soc. Amer. 1913. — D a u t w i t z: zit. bei F. G u d z e n t: Die Radiumtherapie. Steinkopff, Dresden und Leipzig, 1929.— D e s s a u e r u. a.: 10 Jahre Forschung auf dem physikalisch-medizinischen Grenzgebiet. Leipzig 1931. — D i t t l e r, E. u. E. A b r a h a m c z i k: Zentralb. f. Min. etc. Abt. A, 1938, Nr. 7, S. 201. — D o r n: Abh. naturf. Ges. Halle Bd. 25, 107, (1904). — D o r n o: zit. bei W. A m e l u n g: Balneologe Bd. 5, 85 (1938).

E b l e r u. F e l n e r: Z. anorg. u. allg. Chem. 1911. — E c k e l, W. A. v o n[1]: „Salus Rediviva a Fonte". Prodingersche Landschaft- und Stadtbuchdruckerey, Salzburg.[2] — E n g l e r, C.[3]: Naturwiss. Verein Karlsruhe Bd. 19 (1905). — E p s t e i n, E.: Kolloid. Zeitschr. Bd. 81, 1 (1937). — E u l e r, H. v o n: in S t e p p, K ü h n a u u. S c h r o e d e r: Die Vi-

---

[1] Stadt- und Landschaftsmedikus zu Radstatt, hochfürstlicher Leib- und Badearzt.

[2] Erscheinungsjahr nicht angegeben, wahrscheinlich Mitte des 18. Jhdts. Diese Auflage scheint in den „Beiträgen zum Quellenstudium Salzburgischer Landeskunde" nicht auf, lediglich ein Manuskript „Beschreibung des Wiltbaads in der Gastein usw." aus dem Jahre 1722, ferner „Salus rediviva a fonte" von A n o n i m u s (Eckhl) Salzburg (Prambsteidl) 1738 und Eckhl W. A. v.: „Salus rediviva a fonte" Salzburg (Mayr), 1750, ferner ein Nachdruck von Oberer, Salzburg, 1832.

[3] Erdöl-Chemiker.

tamine und ihre klinische Anwendung. Ferd. Enke, Stuttgart, 1938. — E x n e r, Ch.: Anz. Akad. Wiss. Wien, Mathem.-naturw. Kl. 1946, Nr. 9.

F o l t z, H.: Das puchlein von allen paden, die von natur aus heiß sein. Faksimiledruck, Heitz, Straßburg, 1896[1]. — F r e s e n i u s, L.: (1) Balneologe Bd. 1, 34 (1934); — (2) in F r e s e n i u s, L. u. K. H a r p u d e r: Klin. Wschr. 1926/I, S. 2303. — F r e s e n i u s, E i c h l e r u. L e d e r e r: in A l e x a n d r o f f, W. A. u. D. P a w l o f f: Balneologe Bd. 1, 274 (1934). — F r ö h l i c h, A.: Arch. int. Pharmacodyn. et Thér. Bd. 59, 128 (1938)[2].

G a s p e r o, d i: Münchn. med. Wchschr. 1940, S. 640 und Z. ges. physik. Ther. Bd. 37, 221. — G e r k e (s e n.) O s k a r[3]: Fortschr. Med. 1913, Nr. 23. — G e r k e (j u n.) O t t o[4]: (1) W. klin. Wochschr. 1932, Nr. 18; — (2) W. klin. Wochschr. 1930, Nr. 30; — (3) in K o s m a t h, W. u. O. G e r k e: Sitzgsber. Akad. Wiss. Wien, Mathem.-naturw. Kl., Abt. IIa, Bd. 144, Heft 5 u. 6 (1935); — (4) in K o s m a t h, W., V. H a r t m a i r und O. G e r k e: Sitzgsber. Akad. Wiss. Wien, Mathem.-naturw. Kl., Abt. I, Bd. 145, Heft 3 u. 4 (1936); — (5) Z. klin. Med. Bd. 128, 630 (1935). — (6) W. Klin. Wochenschr. 1939, Nr. 12; — G l a s e r, E., O. H a e m p e l u. F. R a n f t l: Arch. exp. Pathol. Bd. 190, 712 (1938). — G l a s e r, E. u. F. R a n f t l: Klin. Wochschr. (Berlin) 1941, S. 487. — G ü m b e l, v.: Sitzgsber. bayr. Akad. Wiss., Mathem.-naturw. Kl. Bd. 19, 341 (1889/91). — G ü n b e r n a t v.[5]: zit. u. a. bei J. M i t t e r - d o r f e r: „Gastunia". Fr. Xav. Duyle, Salzburg, 1820, ferner bei B. E b l e: „Die Bäder zu Gastein". Leop. Grund, Wien, 1834, und bei A. v. M u c h a r: „Thal und Warmbad Gastein". Damian und Sorge, Graz, 1834.

---

[1] Ursprünglich: Straßburg (Krysteller am Grüneck), 1504. Ein verstümmelter Nachdruck der 1. Ausgabe.

[2] Auf Seite 131 dieser Veröffentlichung erscheint auch Kobalt (Co) unter den im Gasteiner Thermalwasser vorhandenen Stoffen aufgezählt. Ein diesbezüglicher Nachweis steht jedoch noch aus, weshalb diese Erwähnung irrtümlich erfolgt sein muß.

[3] Gerke (sen.), Oskar war Kaiserlicher Rat und Badearzt in Bad Gastein, Vater von Prof. Dr. Otto Gerke.

[4] Gerke (jun.), Prof. Dr. Otto war Badearzt in Bad Gastein von 1923 bis 1946.

[5] Bei einzelnen Autoren auch Gimbernat.

H a e b e r l i n[1]: zit. bei W. A m e l u n g: Balneologe Bd. 6, 22 (1939). — H a e m p e l, O.: Forsch. u. Fortschr. Bd. 15, 16 (1939). — H a e m p e l, O. u. E. G l a s e r: Forsch. u. Fortschr. Bd. 11, 274 (1935). — H a i d i n g e r, W.: zit. bei K. R e i s s a c h e r: Geschichte der Gasteiner Heilquellen. Nachdruck: K. Reissacher, Der Kurort Wildbad Gastein. Karl Krauth, Bad Gastein, 1940 (S. 61). — H e i t e: Klin. Wchschr. 1940, S. 271. — H e r n e g g e r, F.: in Ch. E x n e r: Anz. Akad. Wiss. Wien, Mathem.-naturw. Kl. 1946, Nr. 9 — H e - s i u s: Dissertation Halle, 1910. — H e s s u. S c h r ö d i n g e r: in H e s s: Die elektrische Leitfähigkeit der Atmosphäre und ihre Ursachen. Vieweg & Sohn, Braunschweig, 1926. — H ö n i g s b e r g, B. v.[2]: in K. R e i s s a c h e r: Geschichte der Gasteiner Heilquellen, 1865; Nachdruck: K. R e i s s a - c h e r, Der Kurort Wildbad Gastein. Karl Krauth, Bad Gastein, 1940. — H o f f m a n n, K.[3]: (1) Zeitschrift Prometheus 1913; — (2) zit. bei G e r k e (sen.): Fortschr. Med. 1913, Nr. 23. — H ü n e f e l d: Analyse des Gasteiner Wassers. Schweigers Jahrb. Chem. und Physik Bd. 22, 458 (1828).

I m h o f, K.[4]: (1) Mitt. geol. Ges. Wien Bd. 21, 17 (1928), (Fußnote); — (2) Festschrift zur 500-Jahr-Feier des Weltkurortes Badgastein, herausgegeben von der Kurkommission. Wagnersche Universitätsdruckerei, Innsbruck, 1936. — I n g e n h o u s, J. v.: zit. bei J. v. B a r i s a n i: Physikalisch-Chemische Untersuchung des berühmten Gasteiner Wildbades. Waisenhausbuchhdlg., Salzburg, 1785.[5] — I s r a ë l, H.

---

[1] Bad Nauheim.

[2] 1855 Badearzt in Bad Gastein.

[3] 1911 Assistent von H. E b e r t, Prof. a. d. Technischen Hochschule in München; E b e r t machte Kais. Rat Dr. Gerke (sen.) auf die mögliche Bedeutung des Gasteiner Wasserfalles hinsichtlich des L e n a r d - Effektes aufmerksam.

[4] Oberbergrat, Dr. Ing. und Dipl. Ing., Leiter des Gasteiner Goldbergbaues 1907 — 1938.

[5] Die dort erwähnten „Vermischten Schriften physisch-medizinischen Inhalts" von v. I n g e n h o u s sind nicht mehr vorhanden. Es findet sich jedoch in einem während des Druckes von Landesarchivar Hofrat Dr. M a r t i n, Salzburg, aufgefundenen Buch von D o m i n i k u s B e c k: „Kurzer Entwurf der Lehre von der Elektricität", Salzburg im Verlage der Hochfürstl. akad. Waisenhausbuchhandlung 1787, eine längere Abhandlung von J o h a n n I n g e n - H o u s z. Darin heißt es auf S. 156: „Obwohl das Original-Eudiometer des Dr. P r i e s t l e y ein gutes Instrument ist, ziehe ich demselben doch den Eudiometer

(= I s r a ë l - K ö h l e r): Gerlands Beitr. Geophysik Bd. 34, 164 (1931).

J a n k e, A.: Zentralbl. Bakteriologie, Parasitenkunde und Infektionskr. II. Abt., Bd. 98, Heft 5/6 (1938).

K a m p e, R. u. G. K n e t s c h: Geologie und Naturgeschichte der Mineralwässer und Moore. In H. Vogt: Lehrbuch der Bäder- u. Klimaheilkunde. Springer, Berlin, 1940. — K a r l i k, B.: zit. bei E. D i t t l e r u. E. A b r a h a m c z i k: Zentralbl. Min. etc. Abt. A, 1938, 201. — K i e n e, J.[1]: Die warmen Quellen zu Gastein. 2. Aufl., F. X. Duyle, Salzburg, 1847 (S. 102). — K i r s c h, G.[2]: (1) Balneologe Bd. 6, 10 (1939); — (2) Wr. klin. Wochschr. 1939, Nr. 38; — (3) Bad Gasteiner Badeblatt 1939, Nr. 16, 17 u. 18. — K n a f f l - L e n z, E. v.: Z. Baln. 1912/13, Nr. 4. — K n e t t, J.: Gasteiner Kurzeitg. 1924, Nr. 1. — K o l h ö r s t e r: (1) zit. bei H. M a c h e: Sitzgsber. Akad. Wiss. Wien, Mathem.-naturw. Kl., Abt. IIa, Bd. 132 (1923); (2) Sitzgsber. Akad. Wiss. Wien, Mathem.-naturw. Kl., Abt. IIa, Bd. 123 (1914). — K o s - m a t h, W. u. O. G e r k e: Sitzgsber. Akad. Wiss. Wien, Mathem.-naturw. Kl., Abt. IIa, Bd. 144 (1935). — K o s m a t h, W., V. H a r t m a i r u. O. G e r k e: Sitzgsber. Akad. Wiss. Wien, Mathem.-naturw. Kl. Abt. 1, Bd. 145 (1936). — K o s t r a w a, J.[3]: (1) Badgasteiner Badeblatt 1939, Nr. 10 bis 12; — (2) Erläuterung zur Quellenführung in Badgastein. Holzer-Baur, St. Johann i. P. — K r a u s, F.: Vorwort zu L a z a r u s: Handbuch der Radiumbiologie und Therapie. Bergmann, Wiesbaden, 1913 (Seite 7). — K r o u p a, E.: zit. bei G. K i r s c h: Balneologe Bd. 6, 10 (1939). — K ü h n a.u, J.: (1) Radioaktive Quellen. In H. V o g t: Lehrbuch der Bäder-

des Hrn. Fontana vor. Die Ursache dieses Vorzuges habe ich in dem erst gemeldten Werke v o n d e n V e g e t a b i l i e n angezeiget, wie auch in dem Aufsatze, der dem physikalischen Journale im May 1784 ist einverleibet worden, und in meinen vermischten physikalischen Schriften, die aus meinem eigenen Manuscript ins Deutsche übersetzt, zu Wien 1782 durch Hrn. M o l i t o r ans Licht gebracht, und 1784 mit vielen Zusätzen, und einem zweyten Bande vermehrt aufs neue aufgelegt worden sind, obwohl das französische Original noch nicht im Drucke erschienen ist, da ich dieses schreibe im December 1784".

[1] Als erster Badearzt in Hofgastein von 1832 bis 1837, dann von 1838 bis 1852 Badearzt in Bad Gastein.

[2] Professor der Wiener Universität, Leiter des Forschungsinstitutes Gastein von 1938 bis 1942.

[3] Oberbaurat des Bauamtes Bad Gastein.

und Klimaheilkunde. Springer, Berlin, 1940 (S. 561); — (2) Wildwässer. In H. V o g t, Lehrb. d. Bäder- und Klimaheilkunde wie oben, S. 496; — (3) Andere Schwermetalle und seltene Bestandteile in Mineralwässern. In H. V o g t: Lehrb. d. Bäder- und Klimaheilkunde wie oben, S. 475.

L e n a r d, Ph.: Wiedemanns Ann. Bd. 46 (1892). — L e p a p e, A.: „Les gaz des eaux minérales." 14. Congr. int. Hydrol.-Climat.-Géol.-Méd. Toulouse, 1933, Rapp. S. 363. — L e p e s c h k i n W. W.: Balneologe Bd. 6, 4 (1939). — L e p s i u s, R.: Notizblatt Ver. Erdkunde. Darmstadt, 1908. — L u d w i g, E. u. Th. P a n z e r: Über die Gasteiner Thermen. W. klin. Wochschr. Bd. 13, 617 (1900)[1].

M a c é d e L é p i n a y: Arch of med. Hydrol. Bd. 11, 112 (1933). — M a c h e, H.[2]: (1) Sitzgsber. Akad. Wiss., Mathem.-naturw. Kl., Abt. IIa, Bd. 113 (1904); — (2) Sitzgsber. Akad. Wiss. Wien, Mathem.-naturw. Kl. Abt. IIa, Bd. 132 (1923); — (3) Badgasteiner Badeblatt 1935, Nr. 25; — (4) Mitt. Alpenländ. geol. Ver. Bd. 34 (1941); — (5) zit. in H. M a c h e und M. B a m b e r g e r: Sitzgsber. Akad. Wiss. Wien, Mathem.-naturw. Kl. Abt. IIa, Bd. 123, 325 (1914). — M a c h e, H. u. M. B a m b e r g e r: Sitzgsber. Akad. Wiss. Wien, Mathem.-naturw. Kl. Abt. IIa, Bd. 123, 325 (1914). — M a r k l: Strahlenther. Bd. 42, 249 (1931). — M a s c h e r p a, P.: (1) Boll. Soc. ital. Biol. sper. Bd. 7, 91, 1181 (1932); — (2) Boll. Soc. ital. Biol. sper. Bd. 8, 617 (1933), zit. bei W. W. L e p e s c h k i n: Balneologe Bd. 6, 4 (1939). — M i t t e r d o r f e r, J.: Gastunia. Fr. Xav. Duyle, Salzburg, 1820. — M u c h a r, A. v.: Das Thal und Warmbad Gastein. Damian und Sorge, Graz, 1834. — M u c k, O.: Wr. klin. Wochschr. 1938, Nr. 42.

N a s i n i, A.: „Rapport sur les gaz rares des eaux minérales." 14. Congr. int. Hydrol.-Climat.-Géol.-Méd. Toulouse, 1933; Rapp. S. 325. — N e u s s e r, v.: Wr. klin. Wochschr. 1905, zit. bei F. G u d z e n t: Die Radiumthera-

---

[1] Die zur Analyse gehörenden Leitfähigkeitsbestimmungen und die Ermittlung des Gefrierpunktes hat v. Zeynek ausgeführt, der mit Panzer zusammen in dem für die Kurkommission Badgastein bestimmten Analysenbericht vom 27. 3. 1900 von Ludwig als Mitarbeiter angeführt wird. Daraus erklärt sich, daß die Thermalquellen-Analyse vom Jahre 1900 in der Literatur einmal als von Ludwig und Panzer, das andere Mal als von Ludwig, Panzer und v. Zeynek zitiert wird.

[2] O. ö. Professor a. d. Techn. Hochschule in Wien.

pie. Steinkopff, Dresden und Leipzig, 1929. — N i e d e r -
h u b e r, J.[1]: (1) Erläuterungen über den nützlichen Gebrauch
des Gasteiner Wildbades. Fr. Xav. Duyle, Salzburg, 1792; —
(2) zit. bei K. R e i s s a c h e r: Geschichte der Gasteiner
Heilquellen, vergl. Zitat unter R.

P a r a c e l s u s, T h. B. v o n H o h e n h e i m: zit. nach
K. S u d h o f f: Theophrast von Hohenheim, gen. Paracelsus.
Sämtliche Werke. 1. Abt., Band 2, S. 227. R. Oldenbourg,
München und Berlin, 1930.[2] — P e r r i n, M. u. A. G u é n o t:
Presse méd. Bd. 632 (1932). — P f l e i d e r e r, H. u. K. B ü t t -
n e r: Bioklimatologie. In H. V o g t: Lehrbuch der Bäder-
und Klimaheilkunde. Springer, Berlin, 1940. — P o s e p n y:
Berg- und hüttenmänn. Jb. Bd. 47 (1895). — P r o e l l, G.[3]:
Das Bad Gastein. Wilh. Braumüller, Wien, 1881 (S. 53).

R e i s s a c h e r, K.[4]: Der Kurort Wildbad Gastein. Mit
besonderer Rücksicht auf die Thermal-Quellen. Mayr, Salzburg, 1865[5]. — R u s c h i t z k a, E.: zit. nach E. R u s c h i t z -
k a u. H. W a l l n e r: Balneologe Bd. 6, 249 (1939) und zit. bei
G. K i r s c h: Balneologe Bd. 6, 437 (1939). — R u s c h i t z k a,
E. u. H. W a l l n e r: Balneologe Bd. 6, 249 (1939). — R u t h e r -
f o r d, E.: Radioaktive Umwandlungen. Übersetzt von M.
L e v i n, Vieweg & Sohn, Braunschweig, 1907. — R y s z -
k i e w i c z: Z. Kurortwiss. Bd. 1 (1931).

S c h e l l a u f, H.: zit. bei G. K i r s c h: Wr. klin. Wochschr. 1939, Nr. 38. — S c h e m i n z k y, F.[6]: Protoplasma
Bd. 31, 1 (1938). — S c h i f f n e r, C.: zit. bei G. A e c k e r -

---

[1] Badearzt in Bad Gastein von 1791 bis 1804.

[2] Die Niederschrift des Originals erfolgte nach S u d h o f f um das
Jahr 1525 im südwestlichen Deutschland.

[3] Badearzt in Badgastein von 1850 bis 1895.

[4] K. K. Bergverwalter des Gasteiner Goldbergbaues „durch nahezu zwanzig Jahre" bis 1863.

[5] In der jenem Buche beigegebenen Karte sind Quellstollennum-
mern verwechselt worden und zwar „VII Rudolphstollen" soll richtig heißen „VI Elisabethstollen" „VI Elisabethstollen" soll richtig
heißen „VII Rudolphstollen". Für die vorliegende Schrift wurde ein
Nachdruck jenes Buches benützt, welcher unter dem Titel „Geschichte
der Gasteiner Heilquellen" bei Karl Krauth in Bad Gastein 1940 erschienen ist und in der nachgedruckten Karte die gleiche Verwechs-
lung zeigt.

[6] O. ö. Professor f. Physiologie und Vorstand des Physiologischen
Institutes der Universität in Innsbruck, Obersanitätsrat, seit Grün-
dung des Forschungsinstitutes Gastein an diesem tätig, Leiter dieses
Institutes 1937/38 und neuerlich seit 1946.

l e i n: Radioaktive Quellenforschung in Bad Brambach. In F. G u d z e n t: Gicht, Rheuma, Aufbrauchskrankheiten. Steinkopff, Dresden und Leipzig, 1935. — S c h i l l e r, J.: Biologia Gen. Bd. 11,71 (1935). — S c h m a u ß: (1) In S c h m a u ß u. W i g a n d: Die Atmosphäre als Kolloid. Vieweg & Sohn, Braunschweig, 1929; — (2) zit. bei F. S t e i n h a u s e r: Beiheft z. Jg. 1931 des Jb. d. Zentralanstalt f. Meteor. u. Geodyn. Wien, Gerold u. Komp., Wien, 1937[1]. — S c h n e y e r, J.[2]: (1) Deutsche Ärzte-Zeitg. Bd. 9, Nr. 403; — (2) Zeitschrift wiss. Bäderkunde 1927, H. 12 und Münchn. med. Wochenschr. 1926, Nr. 31. — S c h o b e r, P.: Dtsch. med. Wochschr. 1942, S. 197. — S c h w e i g g e r - S e i d e l: in S c h w e i g g e r - S e i d e l's Neues Jahrbuch der Chemie und Physik Bd. 8, Heft 5 oder 1833, Heft 13, S. 280, zit. bei B. E b l e: Die Bäder zu Gastein. Leop. Grund, Wien, 1834 (S. 89). — S n e t i w y, K.[3]: Die Bäder zu Gastein. Leopold Zaunrith, Salzburg, 1855 (S. 13). — S t e i n h a u s e r, F.: Das Klima des Gasteiner Tales. Beiheft z. Jg. 1931 d. Jahrb. Zentralanstalt für Meteorol. u. Geodyn. Wien, Gerold und Co., Wien, 1937[1]. — S t o c k m a y e r, S.: Die Biologie der Mineralquellen. Österr. Bäderbuch. Staatsdruckerei, Wien, 1928. — S t o k l a s a, J.: (1) zit. nach J. S t o k l a s a u. J. P e n k a v a: Biologie des Radiums und des Uraniums. Parey, Berlin, 1932; — (2) Gartenbauwissensch. 1929, S. 141. — S t o r c h, F.[4]: zit. bei K. R e i s s a c h e r: Geschichte der Gasteiner Heilquellen, vergl. unter R. — S t u c k e, H.: zit. bei J. N i e d e r h u b e r: Erläuterungen über den nützlichen Gebrauch des Gasteiner Wildbades. F. X. Duyle, Salzburg, 1792. — S u e ß, E.: (1) Verh. Ges. dtsch. Naturf. Karlsbad, 1903; — (2) zit. bei H. M a c h e u. M. B a m b e r g e r: Sitzgsber. Akad. d. Wiss. Wien, Mathem.-naturwiss. Kl., Abt. IIa, Bd. 123, 325 (1914).

T h u r n e i s s e r z u m T h u r m, L.: Pison, oder erster Teil von kalten, warmen, mineralischen und metallischen Wässern. Bei Johann Eichhorn, Frankfurt a. O., 1572 (S. 171) u. a. zit. bei A. v. M u c h a r: Thal und Warmbad Gastein.

---

[1] Die 1931 entstandene Arbeit konnte, verschiedentlich ergänzt, erst 1937 gedruckt werden.

[2] Obermedizinalrat, Badearzt in Bad Gastein bis 1938.

[3] K. k. Badearzt in Hofgastein bis 1852, dann in Bad Gastein von 1852 bis 1855.

[4] Badearzt in Bad Gastein von 1804 bis 1837.

Damian und Sorge, Graz, 1834, ferner bei J. M i t t e r d o r -
f e r: Gastunia. Fr. X. Duyle, Salzburg, 1820 (S. 114). —
T s c h i j e w s k i, A. L. de: Traité de Climatologie biologi-
que et médicale (Piery), Tome I Paris 1927.

U l l i k: zit. bei G. P r ö l l: Das Bad Gastein. Wilh. Braumüller, Wien, 1881 (S. 46).

V a t e r n a h m: Z. physik. Ther. Bd. 28, 48 (1924). —
V i o l l e, L. u. A. G i b e r t o n: Presse méd. Bd. 20, 7
(1929). — V o u k, V.: Balneologe Bd. 8, 71 (1941).

W e r n e c k: zit. bei K. S n e t i w y: Die Bäder zu Gastein. Leopold Zaunrith, Salzburg, 1855. — W i k u l l i l, L.
v.[1]: Festschrift zur 500-Jahr-Feier des Weltkurortes Bad
Gastein. Herausgegeben von der Kurkommission, Wagnersche Universitäts-Buchdruckerei, Innsbruck, 1936.   —
W o l l m a n n, E.: Natürliche und künstliche Radiumwässer." Balneologe Bd. 6, 383 (1939).

Z i m b u r g, H. v.[2]: Mitt. d. Ges. f. Salzburg. Landeskunde
81. Vereinsjahr, 1941. — Z i m m e r, A.: Veröff. Med. verw.
Bd. 16, 6, 32 (1922). R. Schoetz, Berlin. — Z ö r k e n d ö r f e r,
W.: „Chemie der Heilwässer, Moore und Schlamme" in H.
V o g t: Lehrb. d. Bäder- und Klimaheilkunde. Band 1, Sprin-
ger, Berlin, 1940. — Z s c h o c k e, K.: in Ch. E x n e r: Anz.
Akad. Wiss. Wien, Mathem.-naturw. Kl. 1946, Nr. 9. —
Z w a a r d e m a k e r: Ergebn. d. Physiol. Bd. 19, 326, (1921)
und Bd. 25, 535 (1926).

---

[1] Sprengelarzt, Leiter des Badehospizes und Badearzt in Bad Gastein
seit 1934; gefallen in Rußland 1942.

[2] Kurdirektor in Bad Gastein seit 1934; Z. schuf eine große Biblio-
thek wissenschaftlicher Literatur in Bad Gastein, wodurch die Ab-
fassung der vorliegenden Schrift überhaupt erst möglich wurde.

Namenverzeichnis.

Sachverzeichnis.

Über die Gasteiner Kur
und ihren besonderen Heilwert

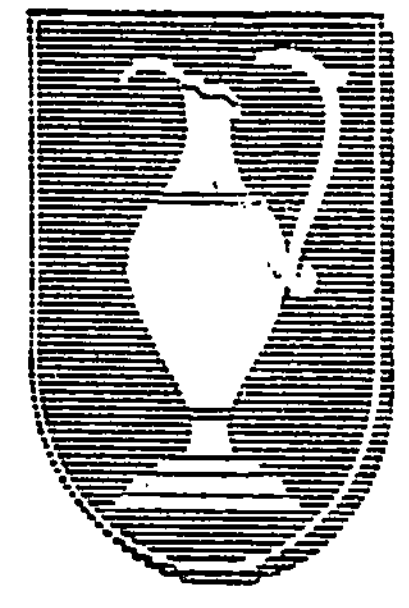

Wissenswertes über
den Kuraufenthalt in Bad Gastein

Baur, St. Johann i. Pg. 47251

Was bedingt die Einmaligkeit der Heilkraft Bad Gasteins?

Der Heilwert Bad Gasteins beruht ausschließlich auf seinen Naturkräften, die hier — wie kaum anderswo — besonders glücklich zusammentreffen. Es sind dies die radioaktiven Thermen, der Radongehalt der Luft und deren eigenartige elektrisch-negative Überladung. Der Kurort liegt vollkommen windgeschützt in tausend Meter Höhe, dem idealen Hochgebirgsklima mit allen seinen Vorzügen: Höhensonne, Nebelfreiheit, Herbheit und Reinheit der Luft. Sehen wir uns nun das Zusammenwirken dieser Kräfte, die sich hier in einer paradiesisch schönen Landschaft darbieten, näher an.

Die Therme

Die achtzehn radioaktiven Quellen entspringen mit 47 Grad Celsius Naturwärme mitten im Kurort und werden durch eine nach den modernsten wissenschaftlichen Erfahrungen erbaute Anlage ohne jedweden Verlust an Radioaktivität und Wärme in die einzelnen Häuser geleitet. Das Thermalwasser ist vollkommen klar, farb-, geruch- und geschmacklos. Es ist trotz seiner Salzarmut reich an seltenen Stoffen, die auf vulkanischen Ursprung des Thermalwassers schließen lassen. Der Radiumemanationsgehalt erreicht 112 n C/e. Die Radioaktivität des Gasteiner Thermalwassers ist auf den Gehalt von Emanation (Radon) zurückzuführen. Die Emanation — ein flüchtiges Gas — entweicht sehr rasch dem Wasser und reichert die Luft geschlossener Räume (Badekabinen) an; so nimmt die Emanationskonzentration des in die Badewanne einströmenden Thermalwassers ab, während der Emanationsgehalt der Kabinenluft von 13×10^{-16} C cm^3 auf fast 2600×10^{-16} C cm^3 steigt, worauf dieser langsam (nach 45 Minuten) auf 1495×10^{-16} C cm^3 absinkt (Luftaustausch zwischen Kabinen- und Freiluft durch Fenster- und Türfugen). Aus dieser Tatsache geht hervor, daß die Badekabine ein Inhalatorium ist und daß ein Großteil der Emanation durch den Lungen-Blutweg dem Körper zugeführt wird.

Die vom Gasteiner Forschungsinstitut durchgeführten Messungen haben ergeben, daß der Emanationsgehalt in den Kühlwasserbehältern höher als in den Heißwasserbehältern ist, und es ist der unbestreitbare Vorteil der Bad Gasteiner Therme, daß in Bad Gastein die Bäder bei gleichbleibender Wirkung bei Temperaturen verordnet werden können, die ohne ungünstige Wirkung oder gar gefährliche Nebenwirkung auch von sehr alten Leuten oder Kranken mit vorgeschrittenem Verbrauch und Verkalkung des Gefäßsystems vertragen werden.

Außer den 86 Privatkurhäusern mit Thermalbädern besteht noch ein Kurbadehaus der Gemeinde Bad Gastein, welches ganzjährig geöffnet ist.

Das Naturdunstbad

Über der Elisabethquelle ist das Naturdunstbad aufgebaut, in dem die von der Thermalquelle aufsteigenden Dämpfe zu Inhalationen und Dunstbädern gebraucht werden. Die radonführenden Wasserdämpfe werden von der Quellstube des Thermalstollens drei Einzelinhalatorien und Kastenbädern (Ganzkasten, Halbkasten, Knie- und Schulterkasten) zugeführt. Die Inhalationen bezwecken dem erkrankten Körpergewebe auf dem Lungen-Blutwege ein Mehr an Emanation zuzuführen, während die Kastenbäder mit Erfolg als zusätzliche Unterstützung der Thermalbäder bei Erkrankungen der Einzelngelenke, bei Ischias, Entzündungen im Armnerv usf. gebraucht werden. Das Naturdunstbad ist in der Zeit vom 1. Oktober bis 15. April geschlossen.

Die Trinkkuren

Für Trinkkuren ist sowohl heisses als auch gekühltes Thermalwasser zu verwenden. Auch sie bewirken eine zusätzliche Zuführung der Emanation, und zwar am Magen-Darmwege. Besonders empfohlen sind diese Trinkkuren bei Magen- und Darmerkrankungen auf nervöser Basis, bei Nieren- und Gallenblasenerkrankungen sowie bei Blasenleiden.

Der Trinkbrunnen befindet sich in der Trinkhalle neben der Wandelhalle.

Klima, Luft und Landschaft

Einen weiteren Heilfaktor von hervorragender Bedeutung stellen das Klima und die Luft Bad Gasteins dar.

Die Höhenlage von über 1000 Meter gewährleistet die klimatischen Vorteile eines Höhenkurortes. Windstille, niedriger Feuchtigkeitsgehalt und Atmosphärendruck, Nebelfreiheit, Ozonreichtum (Nadelwald), erhöhte Strahlenwirkung des Sonnenlichtes sind milde, in der Funktion der blutbildenden Organe und in den sonstigen Organfunktionen sich auswirkende Reize. Würze, Reinheit und Herbheit der Luft wirken besonders wohltuend auf die Atmungsorgane. Die Höhenlage entspricht der richtigen Zone für nervöse Städter und ist für nervöse Hochdruckkranke überaus geeignet.

Die Luft in Bad Gastein ist eine Besonderheit wegen ihres Gehaltes an Radon. Damit ist eine weitgehende negative Ionisierung der Luft verbunden. Eine Mehrheit negativer Ionen (Bad Gasteiner Kurortluft) beeinflußt den Gesundheitszustand fördernd, eine Mehrheit positiv geladener hemmend. Negativ geladene Luft senkt den Blutdruck, Begleiterscheinungen einer Steigerung gehen zurück. Die Kranken fühlen sich freier, sie werden verjüngt. Bemerkenswert ist die Wirkung negativ ionisierender Luft auf die geistige Regsamkeit des Menschen, die sie steigert. Schließlich ist der Schönheit und Gewaltigkeit der Natur Bad Gasteins ein wichtiges Wort zu reden. Die der Therme innewohnenden wunderbaren, geheimnisvollen Kräfte finden nicht nur durch die einzigartige elektrophysikalische Eigenschaft der Luft, sondern auch in ganz besonderem Maße in der paradiesischen Schönheit und erhabenen Großartigkeit der Bergumwelt des Kurortes eine harmonische Ergänzung und Vervollkommnung.

Bei welchen Krankheiten wird die Gasteiner Kur mit Erfolg gebraucht?

1. **Krankheiten der Bewegungsorgane:** Subakuter und chronischer Gelenksrheumatismus, Muskelrheumatismus, Lumbago, Hexenschuß, chronische Sehnenscheidenentzündung, Arthrosis deformans, ankylosierende Spondylitis (Bechterew'sche Erkrankung), klimakterische Arthropathien, Inaktivitätsatrophien.
2. **Krankheiten des willkürlichen und unwillkürlichen Nervensystems:** Nervenentzündung (z.B. Ischias), Neuralgie, Restzustände nach Lähmungen, Folgezustände nach Erkrankungen des Rückenmarks (Myelitis, Krompressionsmyelitis, Kinderlähmung); Migräne, vegetative Neurosen, Gürtelrose und deren Nachschmerzen.
3. **Durchblutungsstörungen:** Endangitis obliterans, Raynaud'sche Erkrankung, Folgezustände nach Venenentzündung (nach Ablauf der akuten Erscheinungen), Unterschenkelgeschwür, klimakterische Kreislaufstörungen, Frostschäden.
4. **Hochdruck.**
5. **Störungen der Blutdrüsen:** Ovarielle Insuffizienz und Potenzschwäche aller Altersgruppen, vorwiegend alle Erscheinungen der weiblichen und männlichen Wechseljahre, pluriglanduläre Störungen.
6. **Alterskrankheiten und Erschöpfungszustände:** Vorzeitiges Altern, Arteriosklerose jeden Grades, Prostatahypertrophie, Rekonvaleszenz.
7. **Stoffwechselstörungen und chronische Vergiftungen:** Gicht (harnsaure Diathese), chronische Schädigungen durch Nikotin, Blei, Arsen, Quecksilber usw., gewerbliche Vergiftungen.
8. **Nachbehandlung chirurgischer Erkrankungen, Verwundungen und Sportverletzungen:** Knochenbrüche, Bänderzerrungen, Bänderrisse, Blutergüsse, chronische Knochenmarksentzündung (Osteomyelitis), Verwachsungsbeschwerden nach Operationen und Entzündungen, langsam heilende Wunden.
9. **Atrophisierende Prozesse in der Haut, Sklerodermie.**
Außerdem:
10. **Zahnfleisch- und Kieferschwund.**

Für welche Krankheiten ist die Gasteiner Kur nicht angezeigt?

1. **Das fieberhafte Stadium aller Erkrankungen,** auch jener unter den „Anzeigen" angeführten
2. **Ansteckende Krankheiten.**
3. **Bösartige Neubildungen,** auch nach deren Radikaloperation bis zur sicheren Rezidivfreiheit.
4. **Tuberkulose.**
5. **Geisteskrankheiten, Epilepsie.**
6. **Dekompensierte Herz- und Kreisläuferkrankungen**
7. **Neigung zu starken Blutungen.**
8. **Schwangerschaft.**

Wissenswertes über den Kuraufenthalt in Bad Gastein

Die Reise nach Bad Gastein mit Bahn, Auto und Flugzeug

Bad Gastein liegt an der Tauernbahn, rund 100 km südlich von Salzburg, jener weit über die Grenzen unseres Kontinents bekannten Festspielstadt.

Die Eisenbahnlinien verbinden Bad Gastein mit einer Anzahl europäischer Hauptstädte durch direkte (Kurs-) Wagen aller Klassen. So erreicht man vom Norden her in H a m b u r g, von England, Belgien und Holland in O s t e n d e bezw. A m s t e r d a m, und von Nordwestdeutschland in D o r t m u n d einen Durchgangswagen des neueingeführten T a u e r n e x p r e ß, der auf seinem Lauf nach dem Süden u. a. auch K ö l n und F r a n k f u r t direkt mit Gastein verbindet. Für die über französische Häfen, aus Paris und der Schweiz nach Bad Gastein reisenden Gäste bietet der A r l b e r g e x p r e ß die schnellste und komfortabelste Fahrgelegenheit. Vom Süden und Südosten gelangt man mit der Tauernbahn, wie die nachstehende Skizze zeigt, über Villach nach Gastein. (Siehe Skizze).

Der Bahnhof in Bad Gastein liegt am westlichen Rande des Kurortes. Ein ständiger Autopendelverkehr stellt die Verbindung von der Wasserfallbrücke im Zentrum des Kurortes zum Bahnhof her. Ausserdem stehen am Bahnhof bei allen Zugankünften Autos, Pferdewagen und Dienstmänner zur Verfügung.

Die Kraftwagenverbindungen haben durch den Anschluß an die Autobahn in Salzburg und durch die Großglockner-Hochalpenstraße eine wesentliche Verbesserung erfahren.

Bad Gastein ist mit dem Auto von Innsbruck und Kufstein über Kitzbühel, von Lofer über Zell am See, von Salzburg über den Paß Lueg, Bischofshofen und vom Lungau und der Steiermark über Radstadt erreichbar. In allen Fällen zweigt die Straße bei Lend im Salzachtal nach Bad Gastein gegen Süden ab und führt über die Gasteiner Klamm (höchste Steigung 20 Prozent) in das Gasteiner Tal. Von Süden erreicht man Bad Gastein entweder über die Großglockner-Hochalpenstraße, Bruck, Lend oder über Mallnitz, wo die Autos mit der Eisenbahn durch den acht Kilometer langen Tauerntunnel befördert werden.

Für die Kraftwagenbeförderung durch den Tauerntunnel hat die österr. Bundesbahn einen eigenen Autoüberstellungsverkehr eingerichtet, der die Autos in beiden Richtungen von Mallnitz nach Böckstein und umgekehrt befördert. Die Fahrzeit dauert ungefähr 15 Minuten.

Fluganschlüsse nach S a l z b u r g. Von allen Großstädten zur Flugverkehrslinie S a b e n a : Brüssel - Frankfurt - Nürnberg - (München) - Salzburg und der S w i s s a i r : Zürich - Innsbruck - Salzburg. Vom Flughafen Salzburg erreicht man entweder mit dem Auto oder mit der Bahn in knapp zwei Stunden den Kurort B a d G a s t e i n !

Allgemeines über den Kurgebrauch

Kurdauer. Eine Normalkur dauert 24 Tage mit 21 Thermalbädern, doch können auch längere oder kürzere Kuren vom Arzte verschrieben werden.

Kurbäder stehen in jedem der im Häuserverzeichnis dafür kenntlich gemachten Kurbetriebe zur Verfügung, eine Einrichtung, die das Höchstmaß an Ursprünglichkeit des Kurmittels und Bequemlichkeit der Badekur gewährleistet.

Außerdem können Thermalbäder im Kurbadehaus der Gemeinde am Bahnhofplatz genommen werden. Die ausreichende Zahl von Badezellen steht mit Ruheräumen in Verbindung - wichtig für Kurgäste, die nicht in einem Hause mit eigenen Thermalbädern oder aber in Böckstein wohnen.

Kurzeit. Bad Gastein hat ganzjährigen Kurbetrieb. Da die Thermalbäder im Hause genommen werden, in dem man wohnt, kann die Kur ohne jegliche Verkühlungsgefahr zu jeder Jahreszeit gebraucht werden. Die Winterkuren erfreuen sich, besonders in Verbindung mit Wintersport, steigender Beliebtheit. Die Nebenkurzeit reicht vom 1. 4. bis 14. 6. und ab 1. 9., die Hauptkurzeit vom 15. 6. bis 31. 8.

Ärzteanweisung für Thermalbäder. Laut Regierungsverordnung dürfen Thermalbäder nur gegen ärztliche Verordnung verabreicht werden. Ist diese Bäderverschreibung von einem auswärtigen Arzte ausgestellt, so muß sie durch einen in Bad Gastein praktizierenden Arzt vidiert werden.

Kurtaxe. Siehe Wohnungsliste.

Unterhaltung, Musik und Sport

Kurmusik. Die Konzerte des aus besten Kräften zusammengesetzten Kurorchesters finden im Sommer zweimal täglich, bei schönem Wetter im Merangarten und bei schlechter Witterung in der Wandelbahn, statt. Außerdem werden in der Wandelbahn Kammermusik- und Symphoniekonzerte abgehalten.

Lesesäle. Zwei grosse, modern eingerichtete Lesesäle stehen dem Kurpublikum zur Verfügung. Hier liegen die Tageszeitungen sowie eine große Anzahl illustrierter Zeitungen auf.

Theater, Konzerte und Tanz. Neben den Konzerten des Kurorchesters veranstaltet die Kurverwaltung in der Wandelhalle Konzerte bedeutender Künstler. Ferner finden gelegentlich Theatervorstellungen statt. Besonderer Beliebtheit erfreuen sich die Heimatspiele, bei welchen Gebirgstänze gezeigt und Volkslieder gesungen werden. Fünfuhrtees, Tanzveranstaltungen aller Art, wie Reunionen, Galasoireen, Dirndlbälle in den verschiedenen Hotels sorgen für die Unterhaltung der Gäste.

Lichtspielbühne. Ein modern ausgestattetes Tonlichtspielhaus mit mehrmaligem Programmwechsel gibt Gelegenheit, die Filmerscheinungen des Jahres zu sehen.

Sport. Für den Tennissport stehen vorzügliche Tennisplätze zur Verfügung.

Das Schwimmbad, das täglich frisch mit gewärmtem Wasser gefüllt wird, ermöglicht die Ausübung des **Schwimmsportes.** Ferner ist reichlich Gelegenheit gegeben **Jagd** und **Fischerei** zu betreiben. Für den **Bergsteiger** bieten die Gasteinerberge unerschöpfliche Möglichkeiten.

Winterkuren und Wintersport

Der Winter ist in Bad Gastein milde und absolut nebelfrei, wodurch die Wirkungen der Höhensonne uneingeschränkt zur Geltung kommen. Da Bad Gastein von Bergen umrahmt ist, ist seine Lage besonders windgeschützt. All diese Vorteile bewirken, daß sich die Winterkuren in Bad Gastein von Jahr zu Jahr größerer Beliebtheit erfreuen, dies umsomehr, da ja die Thermalbäder in dem Hause genommen werden, in welchem der Gast wohnt, wodurch jegliche Verkühlungsgefahr beseitigt ist.

Dazu bietet Bad Gastein in seiner Höhenlage von 1000 m Seehöhe die Möglichkeit alle Arten des Wintersportes auszuüben. Für den Skisport sind von der leichtesten Übungswiese bis zu den Hochtouren alle Voraussetzungen gegeben. Skikurse für Anfänger und Fortgeschrittene werden laufend abgehalten.

Drei moderne Sessellifte ergänzen sich in glücklicher Weise. Der **Höllbrunn-** und **Grau-kogellift** erschließen die Nordwesthänge des Hüttenkogels, der **Bellevuelift** die nach Nord-Osten abgedachten Terrassen des Stubnerkogels. Der Freund alpiner Skifahrten findet auf den Bergen um Bad Gastein vielfältigste Tourenmöglichkeiten. Auf den **Stubnerkogel** wurde eine moderne Seilbahn gebaut, wodurch ein ausgedehntes, hochalpines Skigebiet erschlossen ist.
Ein sonniger **Eislaufplatz** ermöglicht die Ausübung des Eissportes während für die Rodler eine Anzahl viele Kilometer langer Naturrodelbahnen zur Verfügung stehen.

Die Landschaft

So wie die heißen Quellen Bad Gasteins dem müden Körper Gesundung bringen, so heilt die paradiesische Schönheit der Natur, die unseren Kurort umgibt, die zermürbte Seele des Menschen. Die Pracht der Alpenlandschaft bildet so mit den heißen Quellen einen wichtigen Heilfaktor Bad Gasteins.
Diese Naturschönheiten erschliessen dem Besucher die vielen gepflegten **Promenaden**, die sich **in einer Ausdehnung von 30 Kilometer** fast eben die Berghänge entlang ziehen. Sie bieten dem Kurgast einen Einblick in die Erhabenheit und Mächtigkeit der Hochgebirgswelt.
3 moderne Sessellifte geben auch jenen Kurgästen, welche am Bergsteigen gehindert sind die Möglichkeit, die Höhenpromenaden zu benützen.
Der **Höllbrunnlift** führt von der Talstation nächst dem Hotel Schillerhof (1075 m) zur Mittelstation am Höllbrunnbichl (1478 m), wo sich eine Gastwirtschaft, die Zehentnerhütte, befindet.
Der **Graukogellift** führt von der Mittelstation (1478 m) über die Waldgrenze des Hüttenkogels (2000 m). Dort findet der Kurgast den ebenen Promenadenweg, der ihm herrliche Ausblicke auf die Bergwelt ermöglicht.
Der **Bellevuelift** jenseits des Bahndammes hinter dem Hotel Bellevue gelegen, überwindet eine Höhendifferenz von 343 m bis zu der 1432 m gelegenen Bergstation. Etwas unterhalb der Bergstation befindet sich eine originelle Gastwirtschaft „Die Bellevue-Alm".
Eine Gondelseilbahn führt in zwei Teilen von Bad Gastein zum Gipfel des Stubnerkogels (2245 m). 50 Gondeln ermöglichen die Beförderung von 400 Personen in der Stunde. Der Gipfel des Stubnerkogels ist berühmt wegen seiner weiten Aussicht in die Gletscherwelt der Hohen Tauern und die Kette der nördlichen Kalkalpen.
Von der großen Anzahl dieser Promenaden seien nur die wichtigsten erwähnt: **Kaiser Wilhelm-Promenade zum Grünen Baum** (Kötschachtal), **Gasteiner Höhenweg** über Café Gamskar nach Hofgastein, **Hartweg** über **Rudolfshöhe** und **Windischgrätzhöhe**, **Erzherzog-Johann-Promenade** zum Café Hofbauer und die **Kaiserin-Elisabeth-Promenade** nach Böckstein.
Viel besucht wird auch das 30 Minuten von Bad Gastein entfernte **Badbruck**, das seinen ländlichen Charakter noch voll bewahrt hat. Für den Fußgänger und Bergsteiger eignet sich Bad Gastein wie kaum ein anderer Ort als Ausgangspunkt schönster Ausflüge; liegt es doch an der Mündung dreier Täler, des Anlauftales (Ankogelgruppe), des Naßfeldertales (Sonnblickgruppe) und des Kötschachtales (Tischlerkargruppe). Von den beliebtesten Ausflugszielen seien nur folgende genannt:
a) **Naßfeld mit Bären-** und **Schleierfall**; b) **Anlauftal** bis zum Fuß des Ankogels (Radeckalm); c) **Böckfeldalpe** 1630 m, 1 Stunde oberhalb Böckstein; d) **Proßaualpe**, am Talschluß des Kötschachtales; e) **Reedsee**, 1840 m, Anstieg vom Kötschachtal 2½ Stunden, dieser von Zirben um-

gebene Hochgebirgssee bietet mit seiner Gletscherumrahmung ein besonders malerisches Bild
f) Poserhöhe am Weg zum Gamskarkogel; g) Gamskarkogel, 2465 m, mit Bad Gasteiner Hütte
h) der Hütten- und Graukogel oberhalb Bad Gastein, 2491 m; i) Zittrauertisch, 2462 m, und j)
Stubnerkogel, 2245 m. (Hüttenkogel und Stubnerkogel durch Berglifte bezw. eine Bergbahn
erschlossen).

Auch der Kraftwagenfahrer findet lohnende Ziele, die er in bequemen Halbtags- und Tages-
fahrten erreichen kann. Wir erwähnen hier nur **Zell am See** mit der **Schmittenhöhe**, das seen-
reiche, liebliche **Salzkammergut.** Die herrliche **Großglockner-Hochalpen-Straße** führt in zwei
Stunden zum höchsten Berg Österreichs.

3½ km südlich von Bad Gastein liegt **Böckstein,** der Sitz einer alten Goldbergbaugewerkschaft,
die bis 1944 in Betrieb war. Durch die Tauernbahn wurde das einst so stille Knappendorf zu
einer beliebten Sommerfrische erschlossen, die heute über eine Reihe von preiswerten und
gutgeführten Gaststätten verfügt. Eine bequeme Verbindungsstraße mit ständigem Autobusver-
kehr und die idyllische Kaiserin-Elisabeth-Promenade bringen Böckstein dem Kurorte so
nahe, daß viele Kurgäste, die die ländliche Ruhe vorziehen, dort wohnen und im Kurbadehaus,
das in nächster Nähe des Bahnhofes Bad Gastein gelegen ist, die Thermalbäder nehmen.

Wissenswertes für den Kurgast

Reisebüro und Wohnungsnachweis. Salzburger Landesreisebüro PÖLZLEITNER „American-
Express-Travel-Correspondent" im Zentrum des Kurortes, gegenüber dem Kino.
Salzburger Landesreisebüro Grete ANNA, am Wasserfall.
Beide Reisebüros führen alle einschlägigen Agenden wie Reiseauskünfte, Verkauf von Fahr-
karten, Flugkarten, Schlafwagenkarten, Schiffspassagen usw. Sie veranstalten auch Autoaus-
flüge in die nähere und weitere Umgebung.
Geldwechsel und Banken. Bank für Oberösterreich und Salzburg, Hotel Austria; Salzburger
Sparkasse an der Wasserfallbrücke, Reisebüro Pölzleitner „American-Express-Travel-Corres-
pondent, gegenüber dem Kino.

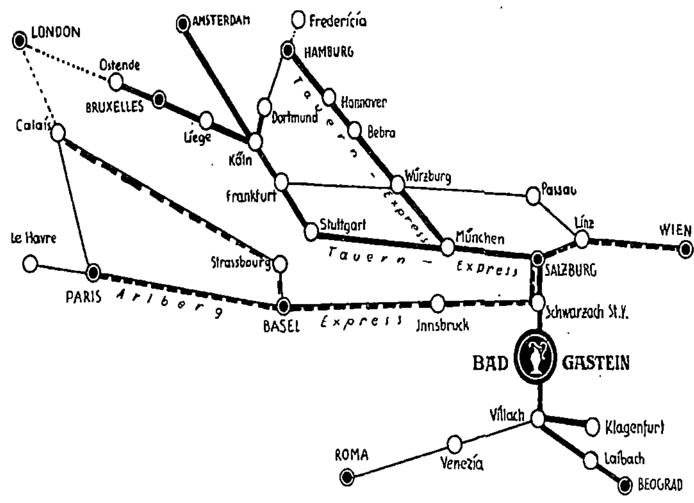